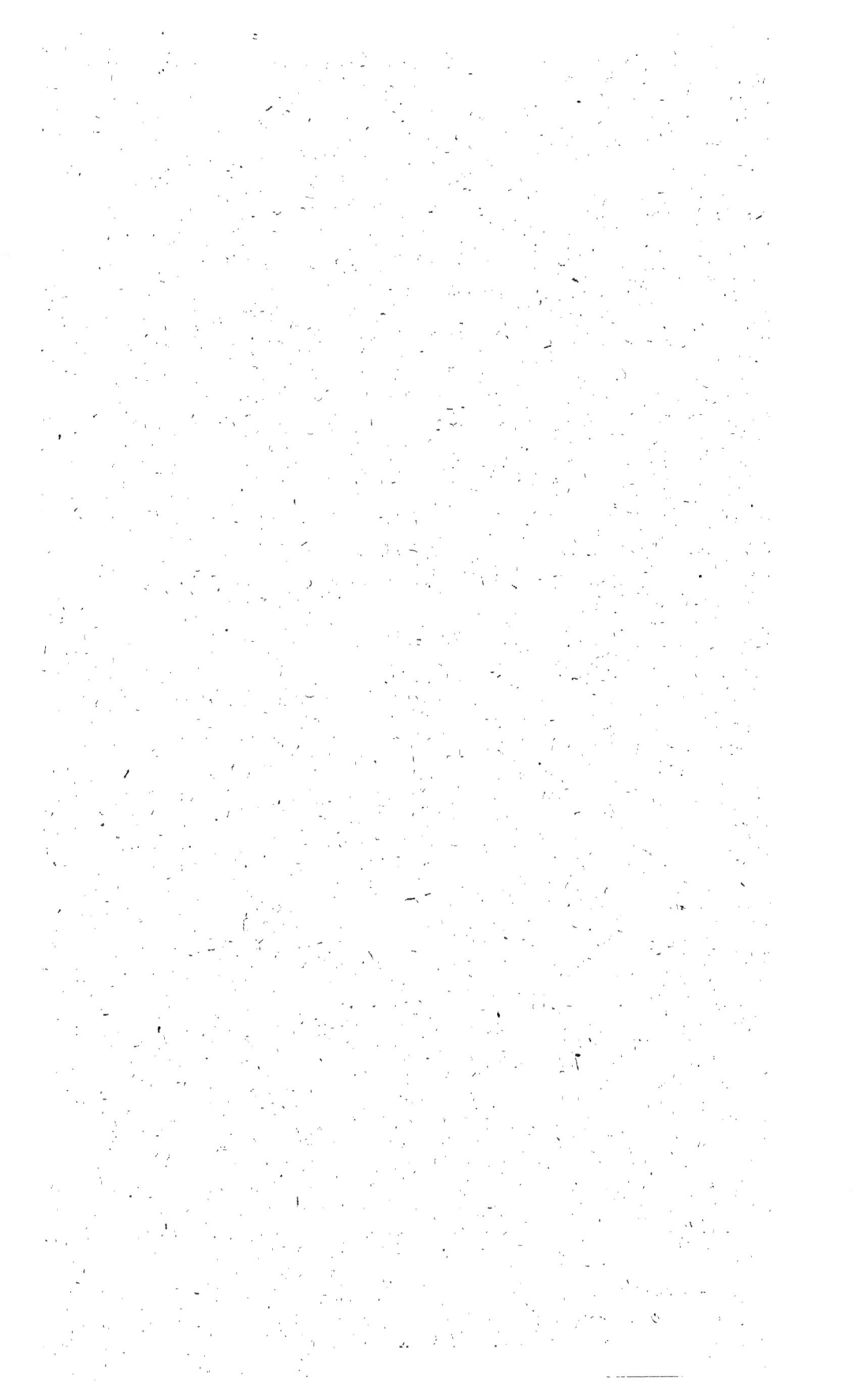

ANALYSE
DES
EAUX THERMALES
D'AIX
EN SAVOYE.

1772.

ANALYSE
DES EAUX THERMALES
D'AIX EN SAVOYE;

DANS LAQUELLE ON EXPOSE

Les diverfes manières d'ufer de ces Eaux, la méthode
& le régime de vivre qu'il convient de fuivre pendant leur ufage, & les différentes maladies pour
lefquelles elles font employées; avec plufieurs Obfervations qui y font rélatives, pour en conftater
les propriétés.

*Par M. JOSEPH DAQUIN, Docteur en
Médécine de la Royale Univerfité de Turin, Médécin
de l'Hôtel-Dieu de Chambéry, & Sécretaire
perpétuel de la Société d'Agriculture
de la même Ville.*

Plures ad balnea mitto ex meis ægrotantibus ; alii ut laventur,
alii ut primò paulùm fudent in ftufâ balnei, deindè balneum
tepidæ ftatim ingrediantur ; & fic hæc pro morborum &
temperamentorum varietate eifdem impero.

BAGLIVIUS, *de fibr. motrice fpecimen.* Lib. I. Cap. 12.

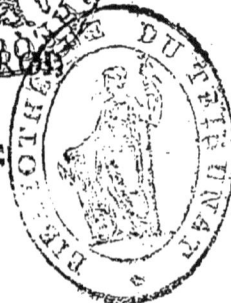

CHAMBERY,
De l'Imprimerie de M. F. GORRIN, Impr. du Roi.

M. DCC. LXXII.

Avec Permiffion.

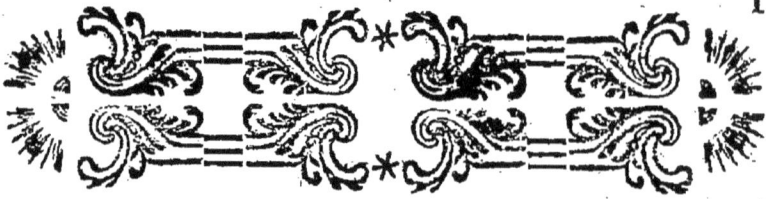

PRÉFACE.

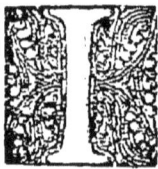

IL n'eſt pas rare que le haſard, ou quelques circonſtances particulières, aient été l'époque de pluſieurs découvertes, ſoit dans les Arts, ſoit dans les Sciences de différente nature : Telle ſituation & tel évènement ont ſouvent fait naître des idées, & entreprendre des travaux auxquels, peut - être ſans eux, on n'auroit jamais penſé. De ce nombre eſt l'Ouvrage que je donne aujoud'hui au Public ; il doit ſon origine à un cas des plus fâcheux: Une Mère que j'aime tendrement, & qui le mérite par toutes ſortes de raiſons, fut ſur la fin de Mai 1770, & dans le tems où je me félicitois le plus de ſa bonne ſanté, frappée tout-à-coup d'une hémiplégie du côté droit: Après avoir employé les principaux remèdes, je ne vis d'autre reſſource, pour hâter ſa guériſon, que les Eaux d'Aix. Mais me défiant, dans cette occaſion, de mes propres lumières, je conſultai ceux de mes Confrères

que je ſavois avoir le plus d'expérience ſur ces
Eaux, qui tous furent d'accord avec moi,
qu'il falloit l'y conduire promptement : Le
danger où elle étoit, le devoir, & qui plus
eſt, mon état, exigeoient que je l'y ſuiviſſe,
afin d'être à portée de parer à tout ce qui
pourroit arriver. Iſolé dans cet endroit, &
réfléchiſſant ſur les propriétés de ces Eaux,
que je ne connoiſſois, comme tout le monde,
que pour des Eaux Minérales chaudes, dont
pluſieurs malades venoient uſer ; je me déterminai à en faire l'Analyſe, & formai le
projet de la mettre au jour (a).

Dᴇᴘᴜɪs longtems ces Eaux ſont regardées comme très-ſalutaires dans pluſieurs
maladies; & cette réputation, acquiſe à juſte
titre, n'a pû s'établir que ſur des guériſons
bien conſtatées & bien ſurprenantes. L'expérience n'eſt-elle pas en Médécine, plus
que partout ailleurs, le guide duquel on ne
doit jamais s'écarter ? *Experientia rerum ma-
giſtra.* Il eſt donc évident que ceux à qui,
juſqu'ici, on a conſeillé ces Eaux, n'avoient

(a) Je dois ajouter que ce qui m'y engagea encore, fut M.
de Montfort, Lieutenant-Général au Service de S. M. qui,
étant à Aix pour une chûte, & m'ayant invité à dîner, me
diſoit qu'il étoit ſurpris qu'on n'eût jamais rien écrit de bien
précis & de bien détaillé ſur ces Eaux.

d'autres garans de leur efficacité, que les
expériences réitérées qu'on leur alléguoit; &
il n'est pas moins certain que les Médécins
ne les ordonnoient que par une sorte d'em-
pirisme, puisque la composition du remède
leur étoit inconnue. Or, je demande s'il est
prudent, & s'il n'y pas, au contraire, une
témérité dangéreuse à prescrire ce qu'on ne
connoît pas ? *Medicina tota est prudentia.* Je
frémis moi-même de la facilité avec laquelle je les ai conseillé quelquefois sur la
simple tradition verbale. Il n'y avoit donc
qu'une Analyse de ces Eaux, qui pût nous
faire marcher d'un pas assuré, en nous dé-
célant les différens corps qui les composent;
& de cette différence en tirer des raison-
nemens qui, alliés avec l'expérience &
l'observation, font la certitude de la Médécine théorique & de la pratique. Je sens &
j'avoue ingénument, que la charge que je
me suis imposée, est au-dessus de mes forces; je sai de plus qu'une Analyse bien faite
est le problème le plus délicat de la Chimie;
mais, on n'a rien à se reprocher, quand on
y a mis toute son attention, & qu'on a agi
de bonne-foi : C'est alors un malheur atta-
ché à la nature humaine, si on n'a pas réussi
selon ses désirs. Quel plaisir, au contraire,

ne fera-ce pas pour moi, fi j'ai pû parvenir
à me rendre utile à la Société en général,
& en particulier à mes Concitoyens ? J'ai
d'abord commencé, dans cette Analyfe, par
rendre compte des différentes impreffions
que les Eaux font fur les fens ; enfuite, des
moyens connus en Chimie, & qui ont été
employés à ce fujet ; tels font les acides minéraux, les teintures & les fels de différente
efpèce : Les expériences ont été faites fur
les lieux mêmes ; je les ai répété pour plus
de fûreté, & les réfultats ont toujours été
les mêmes.

Mais afin que la difpofition de cet Ou-
vragre offrît à ceux qui en feront ufage,
une expofition claire de ce qu'il contient ;
voici le plan que j'ai fuivi : Je l'ai divifé en
trois Parties, & chacune eft fous-divifée en
différens Articles. Dans la première, après
avoir dit quelque chofe fur l'eau commune,
fur les fignes auxquels on reconnoît fa
bonté pour l'ufage ordinaire, & les précautions à prendre pour en corriger les mauvaifes qualités ; on y traite des Eaux Minérales en général ; de la fituation de celles dont
il eft queftion, de leur Analyfe proprement
dite, des expériences dont on s'eft fervi, &
de leur action phyfique fur le Corps humain.

Dans la seconde, on y détaille les différentes manières de prendre les Eaux ; la méthode qu'il faut suivre dans leur usage ; & le régime de vivre à observer pendant qu'on les prend : ce qui a engagé à parler des six choses non-naturelles.

Enfin, la troisiéme Partie expose les maladies, où les Eaux font salutaires, prises extérieurement & intérieurement : On y a joint en même tems des Observations qui y font rélatives ; & elle est terminée par une description des cas & des circonstances où ces mêmes Eaux font nuisibles & dangéreuses ; soit qu'on en ufe à l'intérieur, soit à l'extérieur.

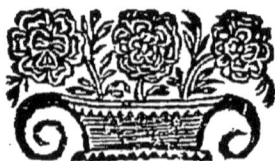

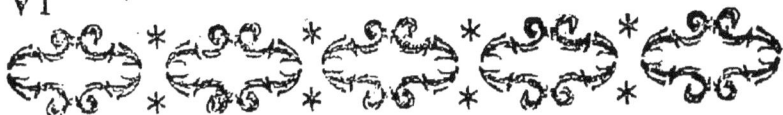

PRÉLIMINAIRES.

DEPUIS que la Chimie a été dépouillée de ses vieilles rêveries, & qu'elle est revenuë des anciens préjugés, sous le joug desquels elle étoit comme asservie: dépuis que ceux qui se sont donnés à son étude, en ont séparé le merveilleux & les fables dont elle étoit remplie: dépuis enfin que la cupidité n'a plus été le but de ses recherches; cette science a toujours fait des progrès sensibles, & s'est élevée au dégré de perfection où elle est aujourd'hui. Semblable à un astre brillant, dont les rayons sont vifs & pénétrans, elle a percé à travers les nuages épais qui l'envéloppoient dépuis longtems, dissipé les chimères & les ténèbres qui l'obscurcissoient; & acquérant chaque jour de nouvelles forces, par les nouvelles découvertes qu'elle faisoit, elle a enfin déchiré le voile de l'ignorance qui la couvroit. On ne doit pas être surpris que cette science ait fait des progrès si lents, & ait été, par conséquent, si peu utile dans son origine, si l'on confidére que fes phénomènes les plus importans, font en même tems fouvent les moins fenfibles : Cachés par la nature fous une efpèce d'envéloppe, ils ne fe montrent qu'à ceux qui favent les appercevoir ; & ils ne font, pour l'ordinaire, apperçus que par des yeux exercés à les obferver. Une des caufes qui nuifit furtout beaucoup à l'avancement de la Chimie, malgré les efforts furprenans & les découvertes admirables que firent les Chimiftes, fut le défir de faire de l'or : l'ambition leur infpiroit, fans doute, que l'art pourroit former ce métal, de même que la nature ; & les prodiges qu'ils voyoient naître chaque jour de leurs travaux, leur donnoient même une efpérance affez raifonnable d'y réuffir. Ils penfoient voir la perfection de toute la Chimie, dans ce qui n'en étoit que la folution d'un problème particulier : Ils annonçoient même dans leurs livres, qu'ils alloient en parler très-clairement ; mais ils fe donnoient bien de garde d'en rien faire : & ils fe croyoient même des Chimiftes éclairés & favans, tandis qu'ils n'auroient été, s'ils avoient réuffi, que de fimples faifeurs d'or. Quelques-uns même d'entr'eux ne pouvant trouver ce qu'ils cherchoient, tournerent leurs vûës du côté de la Médécine univerfelle, la plus folle, fans doute, de toutes les idées qui foit jamais entrée dans la tête des hommes, mais qui fut cependant l'époque d'où l'on doit dater le commencement d'une Chimie fenfée & raifonnable, & qui, dès-lors, procura quelque utilité à la fcience de guérir. Dans un fiécle auffi éclairé que le nôtre, cette chimère n'exifte plus que dans la cervelle des fourbes & des charlatans, ou dans celle de quelque imbécile de bonne-foi, qui n'auroient, pour fe défabufer, qu'à ouvrir les yeux; & ils verroient que, puifque le mouvement donne au corps humain un commencement, il faut, de toute néceffité, que l'action de la vie, *vis vitæ*, lui faffe prendre une fin, & qu'il eft une limite que nul moyen phyfique ne pourra jamais franchir.

QUELS avantages & quels fécours pour les maladies du genre humain, n'auroient pas retiré de cette fcience les hommes, fi, plus fages & plus défireux d'en diminuer la fomme, ils s'étoient attachés, dès fa naiffance, à connoître ce qui compofoit les différens corps naturels, & appliquer cette connoiffance aux différens béfoins de la vie? Et de combien de remèdes ne feroit pas aujourd'hui enrichie la Médécine, fi on étoit parti de leur décompofition pour fixer leurs vertus & leurs qualités nuifibles ou falutaires?

COMME la matière fur laquelle la Chimie travaille, comprend tous les corps de la nature, fans en excepter aucun ; c'eft donc à jufte titre qu'elle a été appellée *la Science de la nature*, ou *Phyfique générale*, & qu'elle doit être foigneufement diftinguée de ce que communément on nomme phyfique. Car ces hommes, qui fe vantent d'être phyficiens, fans cependant avoir aucune connoiffance chimique, font, comme le dit *Sthaal*, reffemblans à ces profanes, qui, fe contentant d'admirer l'extérieur d'un temple, fans pouffer plus loin leur curiofité, font abfolument ignorans de ce qu'il en eft, ou de ce qui fe paffe dans fon intérieur, & rient même lorfqu'ils entendent parler des beautés qui décorent fa conftruction interne. Perfonne en effet ne peut difconvenir que la Chimie ne s'étende plus loin que la phyfique ordinaire, puifque celle-là pénétre jufqu'à l'intérieur de certains corps, dont celle-ci ne connoît que la furface & la figure extérieure, *quam boves & afini difcernunt*. Je ne crois pas même hafarder un paradoxe abfolument téméraire, en avançant que la phyfique n'a fait jufqu'à-préfent que confondre des notions abſtraites, avec des vérités d'exiſtence, & par conſéquent qu'elle a manqué la nature, nommément ſur la compoſition des corps ſenſibles. Or, ſi on veut découvrir cette compoſition, il n'y a point de moyen plus propre, ni de voie plus ſûre, pour rendre ſenſibles leurs différentes parties conſtituantes, que l'Analyſe, qui n'eſt autre choſe qu'une ſéparation & une réſolution d'un corps quelconque; puiſque c'eſt par elle qu'on eſt venu à bout d'aſſigner à chaque Eau minérale ſa propriété médécinale particulière, pour combattre chaque maladie. D'ailleurs, quoique les connoiſſances chimiques ſe ſoient tellement multipliées; quoique celles que l'on acquiert par des expériences journalières, augmentent ſi fort l'étenduë de cette ſcience, qu'elle puiſſe être regardée, parmi les ſciences naturelles, comme une des plus vaſtes & des plus univerſelles; cependant, comme l'Analyſe des Eaux minérales eſt, de l'aveu de tous les Chimiſtes, reconnuë pour un des plus difficiles travaux de la Chimie; j'ai pris, pour analyſer celles-ci, toutes les précautions poſſibles, afin d'éviter les erreurs qui peuvent ſe gliſſer en opérant, changer leur nature ou altérer les ſubſtances qui y ſont contenuës. En effet, il y a une multitude de

caufes capables de faire varier les opérations :
telles font les tranfports des Eaux, les influences de l'air, la différence des faifons, l'épui-
fement des matières minérales dans les lieux
où ces Eaux coulent ; ou la jonction de quelque fource nouvelle, pure, ou chargée de
quelque fubftance. De-là vient tant de
différence entre les Analyfes répétées fur les
mêmes Eaux ; ce qui fait que l'on a fi peu
de notions fur leurs principes & fur leurs
qualités, par le doute que laiffent après elles
toutes ces variétés.

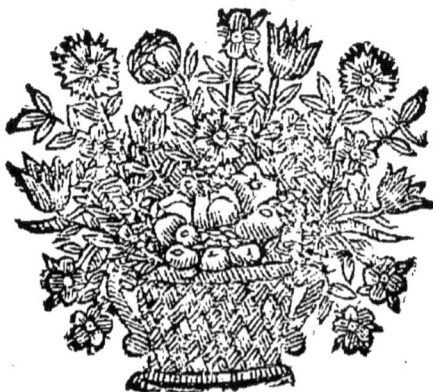

ANALYSE

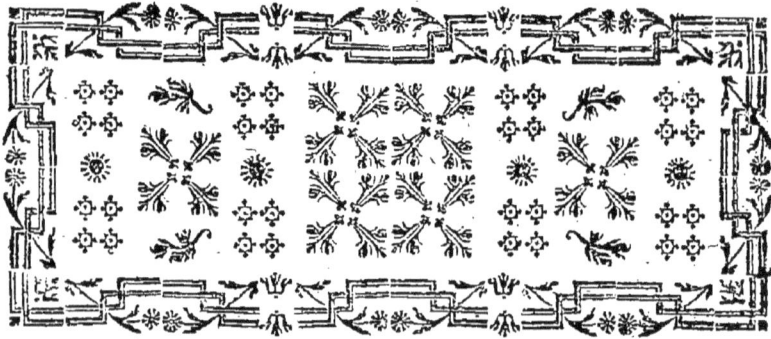

DES EAUX THERMALES
D'AIX EN SAVOYE.

PREMIERE PARTIE.

De l'Eau Commune.

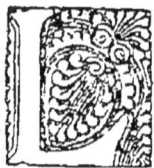

L'EAU est généralement connue par tous les Naturalistes, pour une substance transparente, sans couleur, sans odeur & sans saveur : Elle est ordinairement dans un état de fluidité, se laisse aisément pénétrer par toutes sortes de corps, mais surtout par le feu, & devient par conséquent susceptible de recevoir différens dégrés de chaleur. Sa pésanteur spécifique est beaucoup plus considérable que celle de l'air; ce rapport, diffi-

A

cile à déterminer au jufte, n'a pû s'évaluer que par
approximation ; & dans une région tempérée on a
trouvé cette péfanteur 850 fois plus grande que celle
de l'air. Elle différe en outre de cet élément, en ce
qu'à un certain dégré de froid, elle fe condenfe &
devient glace, au lieu qu'on n'a pas encore vû le
froid réduire l'air fous une forme folide. La facilité
qu'a l'Eau de s'évaporer, fait qu'elle fe réfoud très-
aifément en vapeurs ; & l'on doit convenir que la
plûpart des phénomènes qu'elle préfente, dépend de
la configuration de fes particules intégrantes, qu'il
eft très-difficile, pour ne pas dire impoffible, de déterminer.

L'Eau la plus pure qu'offre la nature, eft toujours
mêlée avec des parties de terre extrèmement divi-
fée : car après plufieurs diftilations on en trouve encore dans le vaiffeau ; il eft même très-rare d'en
rencontrer qui foit exempte de fubftances étrangères.
On regarde comme la plus pure, celle qui contient
ces principes terreux ou falins en très-petite quantité, & qui y font diffouts de façon à ne point troubler
fa tranfparence : ces Eaux cependant ne portent point
le nom d'Eaux Minérales.

On appelle Eau Douce celle qui eft claire, limpide
& légère, qui ne fait point d'impreffion fur les fens
de l'odorat & du goût, dans laquelle les fubftances
animales & végétales cuifent aifément; qui diffout
parfaitement le favon & le quart de fon poids de
fel marin (a). Celle de fontaine poffède le plus ordi-

_____

(a) Voyez le Dictionnaire de Chimie, à l'art. *Eau de mer,*
pag. 378.

nairement toutes ces qualités, & est la plus estimée
pour l'usage de la médécine & de la cuisine; on doit
donc la préférer à toute autre pour la boisson, parceque l'estomac la supporte beaucoup mieux (*b*). Les
Eaux de rivière, de fleuves, & qui sont bien bat-
tues, suivent celles de fontaine pour la bonté (*c*);
celles qui n'ont pas assez de cours, sont très-dan-
géreuses, & *vitium capiunt, ni moveantur aquæ,*
parceque les insectes surtout y déposent leurs œufs:
Pour les dépurer, il faut les soumettre à l'ébullition,
elle fait périr les œufs, & évaporer les principes
putrides qui peuvent y être contenus; ce moyen vaut
beaucoup mieux que les filtres, qui ne leur enlèvent
ni ces miasmes putrides, ni les sels & le mauvais
goût qu'elles ont contracté.

ARTICLE PREMIER.

Des Eaux Minérales en général.

TOUTES les Eaux, à le prendre à la rigueur,
sont minérales; mais on est convenu de n'appeller de ce nom, que celles qui, en sortant de la
terre, portent avec elles des substances étrangères,
salines, terreuses ou métalliques, qu'elles tiennent
en dissolution : Elles sont particulièrement caracté-
risées par une pésanteur plus grande que l'Eau or-

(*b*) Je suis persuadé qu'il y a peu de Villes si bien abreuvées
pour la quantité & la qualité de l'Eau, que celle de Chambéry.
(*c*) On pourroit procurer aux Eaux de citerne une espèce
de mouvement, en les faisant passer d'une citerne à une autre.

dinaire, par une odeur & un goût que lui communiquent les différens mixtes qu'elles ont diſſouts, & par les effets qu'elles produiſent ſur notre corps, ſoit qu'on les prenne intérieurement, ſoit extérieurement. Comme les métaux ne ſont diſſolubles dans l'Eau, que lorſqu'ils ſont combinés avec quelque acide, & réduits ſous la forme ſaline; il s'enſuit qu'il n'y a pas d'Eaux minérales vraiment métalliques, & que celles qui ſont réputées pour telles, ne ſont, à proprement parler, que ſalines.

Les Eaux minérales différent entr'elles par beaucoup de choſes: Elles intéreſſent, ou par les ſels qu'elles fourniſſent, ou par leurs vertus médicinales; l'un eſt l'objet des travaux en grand, pour en retirer le ſel marin, celui de Glauber ou d'Ebshom, qui ſont ceux qu'elles contiennent le plus ordinairement: l'autre appartient à la pratique de la Médécine, comme médicament.

On diviſe les Eaux minérales, à raiſon de leur chaleur, en chaudes ou thermales, & en froides ou acidules: Les premières ſont appellées en latin, *Aquæ medicatæ calidæ*, ou ſimplement *Aquæ thermales*; elles ſont toujours douées d'une chaleur ſenſible, dont les différens dégrés établiſſent encore une différence entr'elles; puiſqu'on en trouve qui vont au dégré de l'Eau bouillante, & d'autres qui ſont ſeulement au-deſſus de celui de la chaleur de l'atmoſphère: Elles ont preſque toutes l'odeur du ſouffre commun, & une ſaveur qui lui eſt analogue: cette odeur & ce goût ſe font encore plus ou moins appercevoir dans les unes que dans les autres.

La cauſe de la chaleur des Eaux thermales a pendant

longtems exercé l'esprit des Physiciens; il n'est pas
trop aisé de l'assigner bien clairement, & l'on n'a
même jusqu'à-présent que des probabilités sur ce sujet;
cependant il est assez vraisemblable que ces Eaux
rencontrent dans leur cours des mélanges de pyrites,
qui, étant humectées, tombent en efflorescence, s'é-
chauffent en se décomposant, & leur communiquent
un dégré de chaleur plus ou moins grand, suivant
la nature & la quantité de ces mêmes pyrites. La chaleur que retiennent ces Eaux, peut être regardée comme
une qualité accidentelle, de même que leurs autres principes; car si elles sortent de la terre peu de tems après
la décomposition & la déflagration des pyrites, elles
conserveront encore leur chaleur & tous leurs principes, & feront alors des Eaux thermales : Mais si
après avoir passé sur le lit pyriteux, elles serpentent
pendant longtems à travers l'intérieur des terres,
peu à peu leur chaleur se dissipera par la rencontre
des corps froids; & l'esprit sulfureux volatil, qui est
leur principe le plus ordinaire, s'évaporera pareillement; en sorte que d'Eaux minérales chaudes, elles
déviendront des Eaux minérales froides, supposé qu'il
y ait avec le souffre un mélange de quelques autres
minéraux.

PARMI les Eaux thermales, on distingue encore
les Eaux minérales savoneuses; c'est-à-dire, qui
tiennent le plus souvent en dissolution une espèce
de savon résultant de l'union du souffre avec un sel
alcali fixe, ou avec une substance terreuse de la
nature des bols. Ces Eaux ont toujours une odeur &
une saveur désagréable, comme seroit celle des œufs
pourris, qu'elles doivent particulièrement au foie
de souffre qui y est dissout.

Les Eaux minérales froides ou acidules, font celles qui contiennent des fels minéraux, foit à bafe métallique, foit à bafe terreufe, & dont le dégré de froid eft en même tems au-deffous, ou du moins égal à celui de l'atmofphère. On les nomme en latin, *Aquæ minerales frigidæ, vel acidulæ;* & on en diftingue de plufieurs efpèces, fuivant leurs divers principes. Les Eaux acidules font beaucoup plus communes que les thermales; il y en à plufieurs fources dans la Savoye; & fans faire mention de celles qu'on trouve dans fes différentes Provinces, celles du Chablais, connues fous le nom *des Eaux d'Amphion*, font très-renommées, & y attirent, par leurs falutaires vertus, beaucoup d'étrangers. Prefque toutes les Eaux acidules ont un goût de ftipticité, furtout lorfqu'elles contiennent des fels vitrioliques ou alumineux : Celles où il y a des fels neutres diffouts, tels que le fel gemme, le fel de Glauber, l'alun, &c. font prefque toutes analogues, & produifent les mêmes effets; on peut même facilement leur en fubftituer d'artificielles : Car fi on diffout, par exemple, du fel marin dans une pinte d'eau commune, on forme une Eau à peu - près femblable en tout à celles de Seltz, & qui peut remplir les mêmes indications : le favant Chimifte, Mr. Venel, les a, par la même voie, parfaitement bien imité. Il eft même encore très-aifé d'imiter celles qui font fpiritueufes; & ce qui eft plus furprenant, Mr. Le Roy, Profeffeur en Médécine à Montpellier, vient, depuis peu, de propofer un Procédé pour imiter les Eaux fulfureufes en grand; il prétend qu'avec du fel marin, & du fel marin déliquefcent, on peut en compofer d'artificielles, qui ne le céderoient point aux Eaux de Balaruc & de Bourbon, fi on les employoit de la même manière & au même dégré de chaleur (*d*).

EN général les Eaux minérales ont été regardées de tout tems dans la Médécine, comme de très-grands remèdes. L'hiftoire nous apprend que l'Empéreur Augufte & Horace en uferent avec des fuccès heureux : On croit cependant qu'Hypocrate & Galien ne les connurent que fuperficiellement ; & il n'eft pas douteux qu'elles font de nos jours employées très-fréquemment, & avec beaucoup plus de connoiffance qu'autrefois : Plufieurs de ces Eaux paffent même pour des fpécifiques dans certaines maladies ; & leur efficacité dévient de jour en jour plus conftatée dans nombre de circonftances. Auffi la nature, toujours attentive à nos béfoins, nous en a-t-elle abondamment pourvû, & les a-t-elle diftribué dans les différens climats, rélativement aux tempéramens & à la manière de vivre de leurs habitans. Il y a furtout beaucoup d'Eaux minérales en France & en Allemagne ; on en trouve auffi en Angleterre, en Irlande & en Italie ; elles font rares dans le Royaume d'Efpagne. Quiconque eft un peu verfé dans l'hiftorique de ces Eaux, fait combien eft grande la foule des étrangers de tout état, qui accourent chaque année à celles de Spa & d'Aix-la-Chapelle ; & leurs habitans, qui en connoiffent la valeur, peuvent feuls évaluer les fommes que chacun y laiffe en partant.

(*d*) Journal de Médécine, Novembre 1771.

ARTICLE II.

Du lieu où font fituées les Eaux.

AIX eft une petite Ville fur la route de Genève, diftante de deux lieuës de celle de Chambéry; elle paroît tirer fon nom des Eaux chaudes dont il eft ici queftion, de même que les Villes d'Aix-la-Cha-pelle, d'Aix en Provence, & des autres où il y a des Eaux minérales froides ou chaudes. Elle eft fituée dans un afpect agréable, au-bas d'une montagne qui eft à fon levant, & dont elle eft éloignée de près d'une lieuë; à fon couchant elle a le côteau de Trefferve, qui lui offre en perfpective un rideau des plus charmans, à l'extrémité duquel fe trouve le Lac du Bourget, qui en rend encore la vûë plus riante : Ce Lac, qui n'eft qu'à un quart de lieuë d'Aix, lui fournit abondamment du poiffon d'un goût déli-cieux : Du côté du nord, & en fortant de la Ville, on rencontre des prés & des champs terminés par la colline & le vignoble des Touvières, dont le vin, lorfqu'il eft vieux, par conféquent plus léger, a un très-bon goût, fe digére aifément, & convient par-faitement aux malades qui font aux Bains. Le grand chemin qui conduit à Chambéry, fe préfente au midi, & forme une belle avenue, où chacun va fe promener, & refpirer un air pur & tempéré; à droite & à gauche font de petites collines, des prairies & des champs, qui en augmentent encore la falubrité. En général la Ville d'Aix eft dans un climat très-propre pour la fanté; il y fait plus

chaud, & les fruits y font généralement plus pré-
coces qu'à Chambéry ; elle eft à l'abri des vents
d'eft par la montagne, à laquelle elle eft adoffée ; & le
Mont-du-Chat, par fa hauteur & fon étenduë,
rompt le cours prefque conftant des vents froids &
humides d'oueft, & en diminue beaucoup l'action.
Comme la vallée d'Aix eft refferrée entre ces deux
montagnes, il doit prefque toujours y règner un
courant d'air, qui, fe renouvellant à chaque inftant,
en maintiendra l'élafticité ; & les vents du nord &
du midi, qui doivent le plus fouvent y fouffler,
chafferont les vapeurs qui pourroient corrompre l'atmofphère. Les environs d'Aix, très-fertiles en
grains, lui fourniffent du pain & de la volaille de
bon goût ; & les montagnes d'alentour lui procurent
en quantité des fruits & un excellent laitage. D'après
cette petite defcription, on peut conclure que les
malades y refpirent un air très-fain, & s'y nour-
riffent d'alimens de très-bonne qualité ; deux points
abfolument effentiels pour contribuer à rétablir la
fanté de ceux qui viennent aux Eaux.

Dans le haut de la Ville, du côté de l'orient,
fortent d'un roc deux Sources d'Eaux chaudes ; l'une
eft appellée Eau de Souffre ; &, on a toujours donné
à l'autre, quoique très-improprement, le nom d'Eau
d'Alun. (e). Ces Eaux, jufqu'à leur iffue, coulent

_____

(e) Je dis très-improprement, parceque je ferai voir dans leur
Analyfe qu'elles ne contiennent point d'alun. C'eft donc mal-
à-propos qu'elles portent ce nom, puifque les Eaux minérales
ne tirent ordinairement leur dénomination que du principe
qui y domine, & qui y eft le plus abondant.

dans l'intérieur des terres, à travers des bois, des champs & des prés, dont elles hâtent, par leur chaleur, fenfiblement la végétation. Ces deux Sources font éloignées de 60 à 80 pas environ l'une de l'autre. On ignore abfolument d'où ces Eaux proviennent : ni la montagne qui eft au-deffus d'Aix, ni le trajet qui eft entr'elle & la Ville, n'indiquent rien touchant leur origine : J'ai confulté là-deffus les plus anciens & les mieux inftruits du lieu, & aucun d'eux n'a pû me fatisfaire fur ce point. Il y en a qui prétendent qu'elles viennent des Bauges, païs éloigné de trois à quatre lieuës, & qui doit être fertile en mines; mais cette prétention ne me paroît fondée fur aucun fait certain qui y foit rélatif. On trouve bien à un petit quart de lieuë environ au-deffus des Bains, une ouverture foûterreine au milieu d'un pré, de laquelle on voit fortir des vapeurs, & où l'on entend un bruit femblable à une eau qui fe précipite : J'eus l'imprudence, étant feul, d'y entrer, dans le deffein de pouvoir découvrir quelque chofe ; mais comme il eft difficile de pénétrer bien avant, foit parceque l'endroit va toujours en fe rétréciffant, foit auffi par le grand rifque que l'on court de fuffoquer, vû la grande chaleur & la quantité de vapeurs, je faillis à y périr; & je fus contraint d'en fortir bien vite à rebours, étant tout mouillé, pouvant à peine refpirer, &, qui pis eft, fans en avoir pû retirer aucun éclairciffement : Je penfe cependant que fi l'on faifoit quelques recherches exactes & fuivies, on pourroit peut-être parvenir à prendre la nature fur le fait, & la forcer, pour ainfi dire, de nous fournir quelques idées générales fur l'hiftoire naturelle de ces Eaux. Les Eaux d'Aix font très-abondantes; & on ne les a jamais vû tarir dans quelle faifon que ce foit: Cependant des éboulemens de terre qui fe firent dans leur trajet, il y a quelques années, en interrompirent le cours, & faillirent à en faire perdre la fource.

Un incendie ayant détruit la Ville d'Aix, il y a très-longtems (f), [l'an 230] le feu confuma les archives, & tout ce qui pouvoit avoir rapport à l'hiftorique des Bains; en forte qu'on n'a jamais pû en connoître pofitivement les premiers conftructeurs: Cependant on préfume que ce font les Romains qui les ont mis dans l'état où on les voit aujourd'hui, & que ce fut un Domitius, Proconful fous le règne de l'Empéreur Gratien, qui les reftaura. C'eft de-là que leur eft venu le nom d'*Aquæ Gratianæ* : quelques-uns les appellent auffi *Aquæ Allobrogum*; mais comme ce dernier nom eft trop général, & ne défigne pas précifément de quelles Eaux on veut parler, vû qu'il y en a plufieurs autres chez le Allobroges, on peut leur conferver le premier. D'ailleurs, ce qui prouve d'avantage que ces Bains font un ouvrage des Romains, c'eft qu'ils font conftruits à la Romaine, & que dans le Château des Marquis d'Aix, on y lit fur les anciens reftes d'un arc fépulchral, l'infcription fuivante: *Pompeïus Campanus Romanorum Dux*; lequel on affure être enterré là, avec toute fa famille. On voit

---

(f) Il femble que cette Ville doive périr par le feu, puifque depuis lors pareil évènement lui eft déja plufieurs fois arrivé.

encore la groſſe tour du même Château bâtie ſur les ruines d'un temple dédié à Vénus , avec un eſcalier d'une ſolidité & d'un goût ſi analogues à leur génie , qu'il peut paſſer pour un chef-d'œuvre d'architecture ; on pourroit même le monter à cheval avec beaucoup de facilité.

IL y a quelques années qu'en creuſant la terre pour donner un lit à la rivière , on trouva un Bain fait de briques , liées les unes aux autres par un ciment , que le nombre d'années qui ſe ſont écoulées dès-lors , n'avoit point altéré ; ce Bain , d'une forme commode pour un homme ſeul , étoit en dedans poli comme une glace , & fermé du côté des pieds par une pierre trouée pour donner entrée à l'eau dans le Bain.

ON a encore découvert cette année , 1772 , des Etuves ou Bains de vapeurs , à cent pas au-deſſous de la Source des Eaux dites d'Alun , du côté du midi , ſur leſquels on a bâti des maiſons. En faiſant conſtruire quelques ouvrages dans le jardin d'une Dame de diſtinction du lieu , on apperçut ſous les fondemens du mur de face de ſa maiſon , une ouverture qui communiquoit à des ſoûterreins : les curieux n'héſiterent point d'y entrer à l'aide de quelques lumières , mais ce ne fut qu'en ſe gliſſant , pour ainſi dire , ſur le ventre , parceque les terres adjacentes s'étant éboulées & introduites dans leſdits Bains par le laps de tems , n'avoient plus laiſſé qu'une hauteur d'environ trois pieds de vuide. Dès qu'on eſt entré dans ce ſoûterrein , on trouve deux piéces ; la première qui ſe préſente , eſt d'environ ſeize pieds en carré ; la voûte qui la couvre , eſt ſoutenue par ſoixante colomnes de briques , d'un pied de diamètre, & efpacées d'environ trois pieds ; de forte que pour avancer dans ledit foûterrein, il faut y aller en ferpentant. De cette première piéce on parvient, en tirant fur la gauche du côté du couchant, dans une efpèce de falle, féparée de l'autre par un mur, & dans lequel il y a une porte de communication de deux pieds & demi de largeur : Cette falle paroît être de la même grandeur que la première ; mais elle eft conftruite différemment, n'ayant des colomnes que dans fon pourtour, éloignées d'environ 2 pieds les unes des autres ; la voûte qui la couvre exactement de niveau, eft plafonnée avec des briques de 18 pouces en carré, dont le vernis eft rouge ; & dans le mur du fond, du côté du couchant, on y voit trois ouvertures, foit foupiraux, faits en forme de bouche à four, d'environ fix pouces de largeur, fur un pied de hauteur : Dans cette feconde falle on a trouvé une de ces briques, qui s'eft détachée de la voûte, fur laquelle on lit *Gratianus* en caractères très-lifibles. On remarque d'ailleurs que la voûte de la feconde falle, quoiqu'horizontale & plate, & n'étant foutenue dans fon milieu par aucun point d'appui, eft d'une folidité extrème, puifque le mur de refend de la maifon de ladite Dame a été conftruit fur fon milieu, fans que ce poids immenfe & le tems y aient donné aucune atteinte. Quoique lefdits foûterreins ne foient élevés que d'environ trois pieds, on voit fort bien que ce n'eft pas là toute leur hauteur ; puifqu'on ne peut découvrir la bafe des colomnes, qui eft enfoncée dans la terre que les eaux de pluye y ont amené infenfiblement : Et l'on eft perfuadé que fi on enlevoit cette terre étrangère, on trouveroit non feulement le parquet inférieur, mais encore des Bains, ou autres travaux de cette nature; ce qui eft indiqué par un canal de conduite, fait en ciment, dont le trajet eft dans le jardin, le long du mur de face, & qui eft recouvert avec de la terre : Ce canal, qui peut avoir quatre pouces de diamètre, fervoit vraifemblablement à conduire les Eaux dans lefdites Etuves, foit Bains de vapeurs; il feroit à fouhaiter que l'on excavât la terre dont ils font remplis en partie, on fe procureroit par-là un modèle de conftruction, dont on ne trouve aucun veftige dans les thermes des anciens (g).

Tous ces différens monumens n'indiquent pas d'autres auteurs que les Romains ; auffi induftrieux dans leurs entreprifes, que magnifiques dans l'exécution de leurs travaux, ils y joignoient encore une folidité à toute épreuve. C'eft à cette dernière qualité que nous leur fommes redevables de ces précieux reftes de l'antiquité. On peut encore moins en douter, fi on confidère furtout le grand ufage qu'ils faifoient des Bains, & combien il y en avoit chez eux de publics, dont la beauté & la commodité répondoient à tous leurs autres ouvrages : D'ailleurs perfonne n'ignore que la plûpart même des particuliers de Rome, pour peu qu'ils fuffent aifés, avoient des appartemens uniquement deftinés à ce fujet.

(g) Cette defcription vient de m'être communiquée par Mr. Dupuy l'Architecte, qui a été envoyé à Aix de la part de Mr. l'Intendant, pour réparer les Bains à l'occafion de S. A. R. Monfeigneur le Duc de Chablais, qui devoit y venir prendre les Eaux en Juin 1772.

Les Eaux de Souffre font celles dont on ufe ordinairement pour la Douche : l'endroit où elle fe prend, eft un antre taillé, en forme de voûte, dans un roc de la nature du tuf (*h*) : un petit mur divife cet endroit en deux parties, dont l'une eft deftinée pour doucher les femmes, & l'autre pour les hommes. La conftruction de cette efpèce de cabinet pierreux ne contribue pas peu à augmenter l'efficacité des Douches par la circulation des vapeurs, qui ne peuvent s'en échapper que difficilement, & qui, y maintenant une chaleur fuffifante & néceffaire, s'oppofent au froid de l'air extérieur, qui faifiroit les les malades en Douche, & deviendroit par-là extrèmement dangéreux. Au-bas de la Source des mêmes Eaux eft un grand baffin entouré d'une baluftrade en fer, dans lequel on peut prendre les Bains; les gens mêmes du lieux s'y baignent en tout tems, & reftent nuds au fortir de l'Eau, fans craindre le froid, à caufe des vapeurs chaudes de la voûte : il paroît même que ce baffin a été fait dans cette vûe; que les malades s'y baignoient autrefois, & qu'on n'a fubftitué à cet ufage celui des Bains domeftiques, que par molleffe; ou peut-être par rapport aux inconvéniens, rédoutés mal-à-propos, qui auroient pû en réfulter, fi on fe baignoit en plein air, & expofé à toutes fes intempéries. Je ferai voir plus bas les cas dans lefquels il conviendroit de préférer les Bains de la fource à ceux qu'on prend à la maifon, & les avantages qu'on en tireroit.

(*h*) Mr. Bomare de Valmont dit dans fon Dictionnaire d'Hiftoire Naturelle, au mot *Tuf*, que les fédimens des Eaux thermales font des efpèces de tufs ftalactites.

LA Source des Eaux dite d'Alun eſt ſituée tout-à-fait dans le haut de la Ville, & diſtante, comme je l'ai dit ci-devant, de 60 à 80 pas de celle de Souffre. Il ne paroît pas, ſi l'on en juge par la conſtruction de la fontaine, qu'elles ayent jamais été employées pour la Douche; car dès leur iſſue elles tombent d'abord dans un petit baſſin, duquel elles coulent par un canal qui traverſe ſous la rue, dans un beaucoup plus grand, que l'on appelle le Bain Roïal, nom qui lui a été donné, parceque les Princes de la Maiſon de Savoye s'y ſont baignés. On prétend auſſi qu'Henri IV. Roi de France, s'y baigna en paſſant, avec une partie des Seigneurs de ſa Cour. Ce Bain, de figure carrée, & entouré d'un parapet, eſt très-ſpacieux, & ſeroit d'une très-grande commodité, ſi on y donnoit quelques ſoins; on y deſcend par des dégrés qui ſont pratiqués aux angles du baſſin, & qui donnent la facilité de prendre par l'immerſion, autant d'eau que l'on veut. Comme ce Bain eſt dans un lieu beaucoup moins reſſerré que celui des Eaux de Souffre, & que par cette raiſon l'Eau y paroît moins chaude en été; de-là vient que les habitans y vont en foule le ſoir pour ſe baigner.

ARTICLE III.

Des Expériences employées pour l'Analyſe des Eaux des deux Sources.

APRE'S avoir parlé du topographique & de l'hiſtorique des Eaux; (deux choſes que j'ai crû devoir entrer dans mon plan) je vais expoſer le réſultat

des

des Expériences, selon l'ordre qu'elles ont été faites dans leur Analyse.

1°. EN approchant de la Source des Eaux de Souffre, plusieurs phénomènes remarquables s'offrent aux sens des Chimistes & des Naturalistes : la quantité des vapeurs qui sortent du lieu où sont les aqueducs, l'abondance des Eaux & leur odeur.

LES vapeurs s'élevant continuellement, se condensent à la voûte des réservoirs, & y forment une matière blanchâtre, molle, aisée à détacher avec les doigts, & que je ne saurois mieux comparer qu'à de la pâte d'amandes, tant soit peu humectée. Il me parut d'abord que cette matière devoit être du souffre qui se seroit sublimé ; mais je reconnus bientôt, par plusieurs faits, qu'elle n'avoit aucune de ses propriétés, & que ce n'étoit autre chose que la substance tophacée de la voûte & des murs, qui est pénétrée & ramollie par les vapeurs qui y circulent sans cesse. Les substances métalliques, telles que l'argent & le plomb, étant exposées aux vapeurs de ces Eaux, y prennent une couleur d'un jaune noirâtre.

L'ABONDANCE des Eaux est très-considérable, & paroît être constamment la même depuis fort longtems ; leur odeur se fait appercevoir de loin, & n'est pas douteuse, puisqu'en général on y reconnoît celle du souffre ; mais comme ce minéral est indissoluble dans l'eau, & ne sauroit s'y unir sans intermède ; son union à ces intermèdes forme ce mixte, qu'on nomme en Chimie, *foie de souffre*, dont l'odeur est la même que celle qu'on appelle en termes vulgaires, l'odeur d'œufs couvis ; & c'est

B

celle-là particulièrement qui, dans ces Eaux, frappe l'organe de l'odorat.

2°. On trouve en tout tems dans le baſſin des Eaux de Souffre, des floccons de matière de couleur citrine; ils paroiſſent ſe former au fond du baſſin, comme une eſpèce de ſédiment, qui, ayant acquis une gravité ſpécifique plus légère que l'Eau, s'élève de ce fond, vient ſurnager, & flotter à ſa ſurface. J'ai remarqué, & on me l'a d'ailleurs aſſuré, que ces floccons étoient beaucoup plus abondans en hyver, ſurtout quand il n'eſt pas tombé de pluie depuis longtems. Le dégré de chaleur des Eaux, qui n'eſt pas le même alors qu'en été, contribue ſans doute à rapprocher une plus grande quantité de ces molécules diviſées & ſuſpendues dans l'Eau. Je tâchai de raſſembler pluſieurs de ces floccons, que j'étendis ſur de la toile & ſur du papier, pour les faire ſécher; & à méſure qu'ils devenoient ſecs, ils prenoient une légère couleur de ſouffre, diminuoient beaucoup de volume, & ſe réduiſoient en poudre. Cette poudre, du poids environ de deux grains, ayant été jettée ſur des charbons ardens, s'eſt enflâmée, & a donné en brûlant une couleur bleuâtre, & une odeur aſſez ſemblable à celle du ſouffre en combuſtion. Cependant de toute la poudre employée à cette Expérience (k), il en eſt reſté une partie,

(k) J'avoue que l'Expérience faite ſur ces floccons, pour m'aſſurer de leur nature, eſt délicate, & celle de toutes qui m'a donné le plus de peine, tant parcequ'il a fallu la répéter pluſieurs fois, que par la difficulté de les faire ſécher, & de ſe procurer une quantité ſuffiſante de cette matière propre à être ſoumiſe aux épreuves néceſſaires, pour découvrir ce que je cherchois.

péſant près d'un grain, qui ne s'eſt point conſu-
mée, & que j'ai reconnu être une terre de la nature
des abſorbantes.

QUAND on boit ces Eaux, elles ont un goût de
ſouffre déſagréable ; c'eſt-à-dire, celui de foie de
ſouffre, qui n'eſt point équivoque ; car il paroît
qu'on avale des œufs gâtés: Ce goût diminue beaucoup par le tranſport, & ſe perd abſolument quand
elles ſont réfroidies ; il en eſt à-peu-près de même
pour l'odeur : Cependant le haſard m'a fait obſerver
qu'une bouteille pleine de ces Eaux, très-exacte-
ment bouchée, & que j'avois oubliée dans un coin,
a encore donné une légère odeur de foie de ſouffre
au bout de deux mois. Une ſemblable bouteille
pleine d'Eau, dite d'Alun, bouchée de même & en
même tems, n'a eû, au contraire, au bout du même
terme, qu'une forte odeur terreuſe (l).

3°. POUR trouver le dégré de chaleur des Eaux de
Souffre, je me ſuis ſervi du thermomètre gradué
ſelon Mr. de Réaumur ; je l'ai plongé, pendant
quatre minutes, dans le baſſin qui eſt au grand
air ; la liqueur du thermomètre (c'étoit l'eſprit de
vin) eſt montée rapidement au 36ᵉ. dégré, &
s'y eſt fixée : Le lendemain je répétai l'Expérience ;
le thermomètre reſta dans l'eau pendant 12 minutes ;
& la liqueur alla encore au même point, quoique le
tems du ſéjour, dans cette ſeconde Expérience, fût
triple : D'où je conclus que l'effet de la chaleur de

(l) Cette petite obſervation doit encore ſervir, dans la ſuite, à
prouver mon ſentiment ſur la différence des Eaux de ces deux
Sources.

ces Eaux, eſt le même au bout d'un certain teins
donné, que dans un qui feroit plus court. J'ai fait
ces épreuves au mois de Juin & à la fin d'Août ; &
le dégré de chaleur a toujours été à-peu-près le même.

ON prétend que ces Eaux étoient anciennement
plus chaudes qu'elles ne le ſont aujourd'hui : Cette
prétention eſt douteuſe, & le fait eſt difficile à
prouver ; cependant s'il étoit vrai, cela paroîtroit
provenir, ou de la jonction de quelque ſource d'eau
froide, qui, continuant à ſe mêler avec elles, en
auroient diminué la chaleur ; ou de la conſomma-
tion des pyrites, dont la quantité s'épuiſe chaque
jour par leur décompoſition ; ou peut-être encore
d'un mouvement plus lent, & d'un cours moins rapide. Ces conjectures & ce phénomène méritent
l'un & l'autre d'être ſoigneuſement obſervés ; car
s'ils ſe conſtatoient, & qu'on ſût à quel dégré de
chaleur ces Eaux étoient anciennement, voyant de
combien il auroit diminué ; cela ne ſerviroit pas peu
à répandre quelque jour ſur la cauſe de leur chaleur ;
& on pourroit preſque prédire à coup ſûr, que ces
Eaux, après un certain période de tems, ne ſeroient
plus des Eaux thermales.

LA péſanteur ſpécifique de ces Eaux eſt moindre
que celle de l'eau commune ; car ayant rempli de
l'une & de l'autre deux vaſes égaux en poids & en
volume, j'ai trouvé une différence ſenſible entr'elles,
qui peut s'évaluer à un gros ſur deux livres d'eau.

4°. L'EAU de Souffre ayant été mêlée avec l'infuſion de noix-de-galle, ne s'eſt point colorée en noir,
pourpre, ni violet ; elle n'a pris que la couleur que
lui a communiqué cette infuſion : on ne peut par

conséquent pas y soupçonner des parties ferrugineu-
ses. La même Eau éprouvée avec le syrop violat,
est devenue d'une légère couleur verte : cet effet ne
me paroît devoir être attribué qu'à la terre absor-
bante contenue dans ces Eaux, puisqu'on sait que
c'est aussi une de ses propriétés.

5°. PREVOYANT l'inutilité de soumettre ces Eaux à
la distilation, pour en obtenir quelque principe, je
ne laissai pas de la tenter ; mais pendant & après
l'opération, il ne me fut pas possible de rien découvrir dans la liqueur qui étoit restée, ni dans
celle qui avoit passé dans le récipient. La distilation fut cependant faite au bain-marie, & à un feu
très-doux ; mais il faut apparemment que la vapeur
de ces Eaux soit si volatile, qu'elle ne puisse pas
être concentrée ni retenue ; & j'avoue de bonne
foi, que je ne connois aucun moyen propre & suffisant
pour en venir à bout. D'ailleurs ces Eaux, comme
je l'ai dit ci-devant, perdent après un certain tems,
& surtout par le réfroidissement , tout ce qu'elles
ont de ce principe sulfureux.

6°. LA distilation ne m'ayant donné aucun éclair-
cissement sur la nature de l'Eau de Souffre, j'eus
recours à la voie de l'évaporation : je mis donc sur
le feu, dans une terrine vernissée, six livres de cette
Eau à évaporer ; dès que la chaleur commença à
se faire sentir, j'apperçus une pellicule terreuse, qui
se formoit à la surface du liquide ; alors j'augmentai
le dégré de chaleur jusqu'à l'ébullition, pour avoir
un précipité ; mais comme il n'en parut aucun, je
laissai peu à peu réfroidir le résidu de l'eau évaporée, que je versai en décantant sur le filtre : Lorsque

cette pellicule fut féche, je l'ôtai de deſſus le filtre avec beaucoup de précaution, vû ſa petite quantité, laquelle ayant été ſoumiſe à la balance, péſoit environ ſix grains. J'eſpérois que ce qui reſtoit de l'eau évaporée, me procureroit, par le réfroidiſſement, quelque matière ſaline; mais je fus trompé dans mes eſpérances; car au bout de deux jours, je n'obtins rien qui pût y reſſembler.

COMME le ſavant Mr. Venel, dans un de ſes Mémoires ſur les Eaux de Seltz, déſapprouve la méthode de pouſſer l'évaporation des Eaux minérales juſqu'à l'ébullition, parceque, dit-il, la décompoſition de leurs parties s'enſuit : c'eſt pourquoi, craignant que cela ne fût arrivé dans ma première Expérience, je ſoumis de nouveau à évaporation la même quantité d'eau ; je la pouſſai tout doucement, ayant ſoin de ſuivre d'ailleurs la même route, & d'obſerver les mêmes circonſtances que ci-devant : Je ſéparai cette pellicule terreuſe à méſure qu'elle paroiſſoit; & le réſultat de cette ſeconde épreuve fut, à peu de choſe près, le même que dans la précédente. Pour être encore plus certain, j'ai réïtéré une troiſiéme fois l'évaporation; je me ſuis ſervi, dans cette dernière, d'une capſule de verre & du bain de ſable; & tout a été conforme aux deux autres.

7°. CETTE matière terreuſe eſt d'un gris cendré, onctueuſe & douce au toucher; ſi l'on en met ſur la langue, elle paroît aſſez inſipide; & il eſt difficile de lui aſſigner un goût qui puiſſe en donner une idée préciſe : J'en ai combiné avec l'acide vitriolique; j'ai fait évaporer pour parvenir à criſtalliſation, & j'ai obtenu de petits criſtaux en aiguilles douces & légères, d'une faveur falée, & qui, étant vûes au microfcope, étoient de figure octogone; ce qui m'a fait penfer que cette terre eft de nature alcaline, & les criftaux de tartre vitriolé.

8°. APRÈS avoir analyfé l'Eau de Souffre par le feu, j'ai crû, pour mieux m'affurer des principes qu'elle contenoit, devoir employer les menftrues (m) : fouvent l'une de ces Analyfes corrige le défectueux de l'autre ; & plus fouvent encore, par le fécours mutuel qu'elles fe prêtent, on parvient à découvrir des réfultats qui auroient échappé, fi on avoit négligé de réunir ces deux moyens.

J'AI donc mis de l'Eau de fouffre dans un verre, j'y ai jetté deffus, peu-à-peu, de l'acide vitriolique ; il a excité de l'efferveffence, & donné quelques vapeurs dans le tems du mélange, fans cependant que fa tranfparence en ait été troublée par aucune forte de précipité, même au bout de 24 heures. La faturation en ayant été faite, j'ai fait évaporer au bain de fable, & il n'a paru aucune criftallifation. Une femblable Expérience en tout a été faite avec l'acide marin; & rien ne s'eft préfenté de plus qu'avec l'acide vitriolique : mais il y a eû quelque différence avec l'acide nitreux, en ce que l'efferveffence à d'abord été plus forte; il s'eft élevé une plus grande quantité de vapeurs, & elles avoient une odeur vive

___

(m) On donne en Chimie le nom de menftrues, particuliérement à trois acides, qui font l'acide vitriolique, l'acide nitreux & l'acide marin : ceux dont je me fuis fervi dans toute cette Analyfe, étoient dans un affez fort dégré de concentration.

& pénétrante d'acide sulfureux : le mélange cependant a conservé sa limpidité ; & l'évaporation de ce dernier ne m'a pas davantage fourni de cristaux, qu'avec les deux autres acides. Enfin, pour n'avoir aucun doute sur la nature de cet acide, qui m'avoit paru sulfureux, l'Expérience de Sthaal me parut le moyen le plus sûr ; j'imbibai, comme il le propose (n), d'alcali fixe résout en liqueur, un linge adapté sur un entonnoir, je l'exposai aux vapeurs du mélange ; & l'acide sulfureux, en se dégageant, est allé se combiner avec l'alcali fixe dont le linge étoit imbibé, & m'a donné de petites aiguilles cristallisées, qui n'étoient autre chose que ce que Sthaal appelle *sel neutre sulfureux.*

9°. J'ai versé de l'alcali fixe en liqueur bien pur sur l'Eau de Souffre ; elle s'est troublée & devenue laiteuse, sans cependant avoir donné aucun précipité sensible : Ayant ensuite jetté sur ce mélange de l'acide vitriolique jusqu'à saturation, l'Eau est revenue à sa première limpidité ; & après avoir été mise à évaporer au bain de sable, j'ai obtenu de beaux cristaux de tartre vitriolé. Cette opacité qu'a produit l'alcali fixe, ne peut sans doute être attribuée qu'à l'existence d'une sélénite dans ces Eaux : Cependant, par le mélange de cet alcali fixe, il me paroît que j'aurois dû avoir en précipité la terre qui fait la base de cette sélénite, vû la plus grande affinité de l'acide vitriolique avec cet alcali ; mais je n'ai pû y parvenir d'aucune façon, ni par conséquent savoir la

––––––––––––––––––––

(n) Observat. VII. §. 28.

quantité précise de sélénite que contiennent ces Eaux.
Un phénomène assez surprenant dans cette opération,
est la transparence qu'a reprise l'Eau de Souffre mêlée avec l'alcali fixe, par l'addition de l'acide vitriolique. En effet, que peut être devenue cette matière
séléniteuse, dont la présence avoit d'abord été ma-
nifestée par l'alcali fixe, & par cette couleur blanche
qu'avoit acquise l'Eau dans cette opération? Il seroit cependant absurde de dire qu'elle eût été anéan-
tie par l'acide vitriolique lors de la saturation de
la liqueur, parceque les corps ne se réduisent pas
ainsi au néant. Je serois plûtôt tenté de croire que
cette nouvelle addition d'acide au mélange a peut-
être opéré une décomposition de la sélénite, & l'a
remise dans le premier état où elle étoit avant qu'on
versât de l'alcali fixe sur cette Eau. Il est d'expérience que toutes les substances contenues dans les
liqueurs, en troublent la transparence, dès qu'elles n'y sont pas dans une parfaite dissolution :
D'ailleurs je ne garantis pas l'explication de ce
phénomène; je ne la donne que pour une conjecture, laissant à des Chimistes plus éclairés le soin
d'en assigner la véritable æthiologie.

10°. COMME la plûpart des Eaux minérales sulfureuses n'ont presque d'autres caractères que l'odeur ou
le goût du souffre, ou du foïe de souffre, & qu'il
y a peu de ces Eaux dans lesquelles on puisse en
obtenir aisément une certaine quantité bien démontrée; comme d'ailleurs j'avois une forte preuve que
celles-ci en contenoient, par les floccons dont il a
été question ci-devant : j'employai, pour dernière
Expérience, des dissolutions métalliques, en jettant

fur un plein verre d'Eau de Souffre, une certaine quantité de diffolution mercurielle : & d'abord il parut dans le mélange, une matière blanche comme du lait, filamenteufe & étendue dans toute la liqueur. Cette fubftance blanche, après s'être réunie, a formé un *magma* (o) féparé & diftinct de l'eau, lequel eft d'abord venu flotter à fa furface : Au bout de 24 heures ce *magma* furnageant, s'eft précipité, ayant déja beaucoup perdu de fa couleur, & occupoit tout le fond du verre, & une partie de fes parois, auxquels il étoit adhérent. Je laiffai les chofes dans cet état, pendant plus de 15 jours, fans y toucher : au bout de ce tems je trouvai une diminution affez confidérable dans le mélange, qui, en s'évaporant, avoit dépofé tout autour des parois du verre, un bord de petites particules falines, foyeufes & d'un blanc roux : Je les détachai avec foin ; mais la quantité en étoit fi petite, qu'il ne me fut pas poffible de déterminer leur nature : Je décantai l'eau pour avoir le réfidu, & il me refta un précipité jaunâtre, comme pulvérulent, à la vérité peu abondant, parceque l'Expérience n'avoit été faite que fur une petite quantité d'eau. Enfin, pour mieux m'affurer encore du réfultat de cette opération, je tentai l'Expérience qu'indique Mr. Monnet, dans fon Traité des Eaux Minérales ; je fis fécher mon précipité, je le foumis à la fublimation, & j'obtins un vrai cinabre artificiel.

(o) Ce mot, affez connu des Chimiftes, fignifie la concrétion d'une fubftance quelconque, de la confiftance & parfaitement femblable à du lait caillé.

CETTE preuve démonftrative des doubles affinités, dans laquelle on voit l'acide nitreux quitter fa bafe métallique pour s'unir à l'alcali , un des principes du foie de fouffre , & le mercure fe combiner avec le fouffre pour faire du cinabre; cette preuve , dis-je, ne laiffe plus aucun doute fur l'exiftence du fouffre & du foie de fouffre dans ces Eaux. Je puis encore , pour donner plus de poids à l'Expérience précédente, y ajouter celle d'une diffolution de vitriol martial , verfée fur ces Eaux , qui, après peu de tems, me donna un précipité tirant fur le noir.

VOICI donc, d'après le réfumé de toutes ces Expériences, toujours faites fur les Eaux, auffitôt après avoir été puifées à la Source, ce que l'on doit penfer fur leur nature : Premièrement, qu'elles contiennent de la félénite , quoiqu'à la vérité en petite quantité , découverte par la neuviéme Expérience : Secondement, de la terre abforbante, fournie, par la combuftion des floccons, dans la feconde : Troifiémement, une terre de la nature des alcalis, par la feptiéme : Quatriémement enfin , une certaine quantité de fouffre, démontrée par les floccons qui nagent dans cette Eau , par la dixiéme opération. De l'union de ces deux derniers corps, il en réfulte un troifiéme compofé, connu fous le nom de foie de fouffre, qui participe des propriétés de fes deux principes, fe tient par-là diffout dans l'Eau , & la conftitue Eau Minérale Sulfureufe.

ARTICLE IV.

De la différence qu'il y a entre les Eaux des deux Sources, où l'on prouve qu'elle ne peut dépendre de l'Alun qui n'y existe pas.

EN faisant ci-dessus la description du Local des Eaux d'Aix, j'ai dit qu'il y avoit deux Sources; l'une de tout tems appellée *Eau de Souffre*, & l'autre qui a toujours porté le nom d'*Eau d'Alun;* j'ai promis que je ferois voir que cette dernière n'en contient absolument point, & que par conséquent ce nom étoit mal appliqué, & totalement abusif. Il y a d'ailleurs apparence que les Romains regardoient aussi les Eaux de cette Source comme sulfureuses, mais beaucoup moins que celles de l'autre Source; puisque leurs Bains de vapeurs, dont on a dit avoir trouvé les restes, avoient été bâtis au-dessous de la Source dite d'Alun : & on ne peut pas soupçonner qu'ils eussent voulu se servir, pour cet effet, des Eaux de Souffre, puisque la Source est de beaucoup plus basse que leurs Bains : & quand même je me tromperois dans cette petite conjecture, l'on ne voit pas trop dans quels cas auroient été bons des Bains de vapeurs d'Eau alumineuse : mais l'Analyse va mieux encore le prouver.

LES mêmes expériences, & avec les mêmes soins, ont été faites sur l'Eau dite d'Alun (*p*), que sur celle de

_____

(*p*) Je me sers encore de ce nom, seulement dans cet Article, pour plus de clarté.

Souffre ; & je puis assurer que le résultat a été à peu de chose près le même dans les unes comme dans les autres. Il faut cependant avouer que les Eaux dites d'Alun diffèrent en quelque chose de celles de Souffre : ces différences vont être indiquées , tant par rapport à certains phénomènes particuliers à l'Eau dite d'Alun, que relativement aux petites variétés trouvées dans leur Analyse.

1°. LA Source d'Eau dite d'Alun fournit autant de vapeurs , & paroît aussi abondante que celle de Souffre ; mais elle a l'odeur & le goût sulfureux beaucoup moins sensibles , & perd l'une & l'autre de ces qualités , en se réfroidissant , beaucoup plus vîte dans un même tems donné : première différence.

2°. L'EAU dite d'Alun a un léger goût acerbe , lorsqu'elle est chaude ; ce goût se fait mieux appercevoir quand elle est réfroidie ; & en général elle est plus gracieuse à boire que l'Eau de Souffre : seconde différence.

3°. LES floccons qu'on voit flotter dans l'Eau de Souffre , sont un peu moins abondans dans le bassin de celle dite d'Alun ; & ils ont rendu , par les mêmes expériences , à peu-près les mêmes produits , que ceux de l'Eau de Souffre. L'Eau dite d'Alun se réfroidit plus vîte que celle de Souffre , quoiqu'elles soient l'une & l'autre au même dégré de chaleur , & qu'on ait cependant le préjugé dans l'endroit , que celle dite d'Alun soit plus chaude : troisième différence.

COMME ce plus prompt réfroidissement arrive surtout quand il a plu depuis peu , ne pourroit-il pas se faire que les eaux de pluie se mêlent immédiatement avec

elles par quelque ouverture ? Mais alors cela devroit
diminuer leur chaleur rélativement à celle de Souffre ;
ce qu'on n'obſerve cependant pas. On ne peut, je
crois, guères attribuer ce phénomène qu'à une plus
abondante & plus prompte évaporation de cette Eau,
que de celle de Souffre ; ce qui prouveroit encore
que l'eſprit ſulfureux volatil y eſt moins abondant.

4°. UNE qualité ſingulière qu'a l'Eau dite d'Alun,
& qui établit une grande différence avec celle de
Souffre , eſt de faire reprendre vigueur à des her-
bages flétris , & reparoître fraîches des plantes fan-
nées, un quart d'heure après qu'elles ont été jettées
dans cette Eau , comme ſi elles venoient d'être
cueillies : auſſi les gens de l'endroit s'en ſervent-ils
pour arroſer les herbes potagères qu'on vient de
tranſplanter, afin d'hâter & redonner plus ſûrement
de la force à leur végétation , qui avoit été inter-
rompue. Les Barbiers aſſurent encore qu'ils trouvent
une différence ſenſible, quand ils employent l'Eau
de Souffre ou celle d'Alun pour raſer ; la première
gâte abſolument le fil & le tranchant de leurs raſoirs,
au lieu que l'autre produit un effet contraire ; ce
qui ne peut provenir que d'une moindre quantité de
ſouffre dans l'Eau d'Alun : quatriéme différence.

QU'EST-CE qui peut produire ces deux effets? Et
l'Alun qu'on ſuppoſe être contenu dans ces Eaux,
en ſeroit-il la cauſe ? J'ai cependant tenté pluſieurs
expériences pour y découvrir cette ſubſtance ; j'y ai
même employé la plus ſcrupuleuſe exactitude , parceque j'avois intérêt de m'aſſurer poſitivement de
ſon exiſtence ; & aucune ne m'en a fait appercevoir
le moindre veſtige. J'ai jetté ſur cette Eau de l'huile

de tartre par défaillance , afin de pouvoir précipiter la
bafe terreufe de l'Alun; mais la liqueur, de même
que dans la neuviéme expérience fur l'Eau de Soufre, s'eft feulement troublée , fans avoir donné aucun précipité : J'ai de plus mis en évaporation, au
bain de fable, cette liqueur trouble, pour en obtenir
quelques criftaux, comme auroit dû me les fournir
la décompofition de l'Alun, fuppofé qu'il eût exifté;
& je n'ai pas vû la plus petite apparence de cris-
tallifation : J'ai délayé de la craie dans cette Eau,
j'ai filtré la liqueur , je l'ai fait évaporer, & rien
ne m'a indiqué qu'elle contînt de l'Alun; & comme
le phlogiftique du Zinc eft reconnu être peu adhérent à fa bafe , je voulus encore effayer de découvrir l'Alun dans ces Eaux , en le décompofant par
l'intermède de cette fubftance; mais ce dernier moyen
fut tout auffi peu efficace que les autres. Enfin, foit
que j'aye traité l'Eau dite d'Alun par la diftilation
& par l'évaporation , foit avec les acides; tous, les
phénomènes qui fe font offerts dans ces différentes
opérations , ont été conftamment les mêmes que fur
l'Eau de Souffre ; & j'ai toujours obtenu à peu-près
les mêmes produits, que dans l'Analyfe des Eaux de
l'autre Source, à l'exception cependant que celle
dite d'Alun contient une moindre quantité de fouffre,
& beaucoup plus de félénite. Mais on pourra demander , d'où vient donc à cette Eau la propriété
particulière de rendre aux plantes la fraîcheur qu'elles
ont perdue ? Et quelle eft la matière qui peut lui
communiquer ce goût légèrement acerbe, & cependant affez fenfible ? Je réponds que d'après l'examen
de cette Eau , il n'eft pas aifé d'en donner une ex-

plication satisfaisante, surtout quant à la première de
ces propriétés : A la vérité il paroît qu'on devroit
d'abord l'attribuer à cette prétendue existence de l'A-
lun, si on fait attention que l'usage de ce sel est
reconnu être d'un grand secours dans la teinture,
pour augmenter la vivacité des couleurs, & notamment celle de la cochenille & de la graine d'écarlate ;
de même que pour disposer les étoffes à recevoir &
retenir certaines couleurs ; & qu'on en met encore
dans les liqueurs où l'on veut conserver des animaux
avec leurs couleurs naturelles : Mais il faut observer
que l'Alun agit, dans tous ces cas, sur des substances qui appartiennent toutes au règne animal ; au
lieu que dans celui dont il est question, ce ne sont
que des matières végétales : Différence qui est déja
plus que suffisante pour détruire le préjugé & la
vraisemblance que l'on pourroit avoir en faveur de
l'existence de l'Alun dans ces Eaux. Ce seroit d'ailleurs une nouvelle propriété qu'on découvriroit à
l'Alun, de rendre, pour ainsi dire, la vie aux végétaux, & de laquelle je ne sache pas que nul Auteur
ait fait mention. Si donc ce n'est pas à l'espèce
particulière de sélénite, contenue en plus grande
quantité dans ces Eaux que dans celles de Souffre,
qu'est dû cet effet singulier ; il vaut mieux avouer
de bonne foi son ignorance, que d'entasser conjectures sur conjectures ; ce phénomène alors sera en
physique du nombre de ceux dont la cause *latebit
adhuc inter arcana naturæ.*

Quant à la saveur légèrement acerbe, je dirois
même presque terreuse, qu'ont les Eaux dites d'Alun,
elle ne peut provenir que de l'abondance de la sélénite,

de

de la préfence de la terre abforbante, du goût & de l'odeur fulfureufe qu'elle poffède à un dégré moins fenfible ; en un mot, de ce qu'elle perd plus promptement toutes les qualités communes à l'une & à l'autre de ces Eaux ; ce qui, fans doute, ne peut être dû qu'à une combinaifon moins forte dans celle-ci des principes dont eft compofé le foie de fouffre qu'elle contient (*q*). Il paroît en effet peu probable, que deux Sources ainfi voifines, puffent autant diférer par leurs principes ; celle qui contiendroit de l'Alun, devroit au moins avoir ce goût falé, que communique toujours à l'eau cette fubftance, quand elle y eft diffoute. Au refte, comme c'eft encore un problème à réfoudre, j'aurai toujours droit de

_____

(*q*) Le Foie de Souffre eft la combinaifon du Souffre avec les fubftances alcalines ; il peut fe faire par la voie féche & par la voie humide : Selon toute apparence les Eaux d'Aix fe chargent & diffolvent le foie de fouffre déja tout formé dans les entrailles de la terre, par la voie féche, qui eft la plus courte, & celle que nous obfervons toujours être conftamment fuivie dans toutes les opérations de la nature. Le foie de fouffre eft une combinaifon importante de la Chimie, parcequ'il eft en général un très-grand diffolvant.

On fent parfaitement bien que ce n'eft pas pour les Gens de l'art, que je donne la définition du mot, *Foie de Souffre*, ni celle de plufieurs autres mots de même nature ; je fuis bien éloigné de penfer que ceux qui s'addonnent à l'étude de la Médécine, de même que plufieurs amateurs, ne connuffent pas les compofitions chimiques & leur nomenclature ; cette ignorance feroit impardonnable : mais comme ce ne fera pas toujours des Chimiftes qui liront ce Traité, j'ai penfé que ces explications ne deviendroient pas tout-à-fait inutiles, & fatisferoient le Lecteur malade, qui, fouffrant d'ailleurs, & par conféquent de mauvaife humeur, fe rébuteroit bientôt de certains termes inconnus, qu'il rencontreroit à chaque page d'un livre qu'il ne lit peut-être que par défœuvrement.

C

l'attribuer à cette cauſe, juſqu'à ce que des Chimiſtes plus intelligens en aient aſſigné une autre,
qui donne une explication plus ſatisfaiſante.

Il réſulte de ce qu'on vient de dire, que l'Eau de
cette Source, qu'on a toujours crû alumineuſe, &
conſéquemment toujours appellée Eau d'Alun, n'en
contient effectivement point du tout : c'eſt donc
abuſivement, & mal-à-propos, qu'on lui donne ce
nom ; il eſt même dangéreux de le lui conſerver,
vû les erreurs funeſtes qui peuvent s'enſuivre dans
la pratique de la Médécine ; parceque tel malade
qui croiroit uſer de ces Eaux, comme alumineuſes,
ou comme appropriées à ſon mal, ne prendroit, au
contraire, que des Eaux qui ne lui feroient aucun
effet, & retarderoient ſa guériſon, ou qui lui déviendroient nuiſibles : Ainſi, ces Eaux doivent ſeulement être appellées *moins ſulfureuſes*, puiſqu'elles
contiennent réellement une moindre quantité de
Souffre, que celles de l'autre Source ; & qu'en général
toutes les Eaux minérales, de quelle nature qu'elles
ſoient, ne tirent leur dénomination, que du principe qui y abonde le plus : où, pour plus de clarté,
on pourroit appeller celle-ci : *Eau de la Source ſupérieure*, & l'autre : *Eau de la Source inférieure*.

Pourquoi ces deux Sources, étant aſſez voiſines
l'une de l'autre, différent-elles donc dans le plus
ou le moins de leurs principes ? Cette queſtion peut
ſe réſoudre, ſi l'on remarque qu'il eſt plus que
vraiſemblable, que ces deux Sources, quoique pa-
roiſſant avoir une même origine, prennent ſans
doute une route différente, ou que le terrein traverſé
ſe trouve d'une autre nature ; ou qu'enfin, la jonc-

tion occulte d'une nouvelle fource d'eau quelconque, y apporte tous ces changemens; puifqu'il eft de fait que les eaux fulfureufes viennent ordinairement d'une très-grande profondeur. Cette variété d'ailleurs, quoique furprenante, n'eft cependant pas nouvelle; on en voit un pareil exemple dans les Sources des Eaux Minérales de Paffy.

D'APRE's les Analyfes ci-deffus détaillées, je crois pouvoir conclure, à jufte titre, que l'une & l'autre Source d'Aix, font des Eaux Thermales Sulfureufes, dont le principe dominant eft un Foie de Soufre qu'elles tiennent en diffolution: Que dans l'une le principe fulfureux eft beaucoup plus abondant, que dans celle que l'on a crû jufqu'ici contenir de l'Alun; & que dans toutes deux on y trouve, quoiqu'en différentes proportions, les différentes fubftances dont on a fait l'énumération ci-deffus (r).

_____

(r) Ces différentes fubftances font la félénite, la terre abforbante, une terre alcaline & du fouffre: La *Sélénite* eft, felon les Chimiftes modernes, une efpèce de fel neutre, formé par l'acide vitriolique, & une terre calcaire quelconque, c'eft-à-dire, de la nature de la chaux; le règne minéral fournit une très-grande quantité de ces matières féléniteufes; tels font les gypfes, les albâtres, &c. La *Terre abforbante* eft une efpèce de terre ainfi nommée, parcequ'elle fe laiffe pénétrer par l'eau; & l'*Alcaline* eft celle qui tient de la nature des alcalis, qui font eux-mêmes une combinaifon faline, où la terre eft en plus grande proportion que dans les acides. Enfin, le *Souffre* eft un minéral trop connu, pour qu'il foit béfoin d'en parler.

Comme il y a encore plufieurs termes dans ce Traité, qui font propres à la Chimie, & que chacun n'eft pas cenfé connoître; j'ai jugé à propos de donner ici un court éclairciffement des principaux: Je fens qu'il auroit été beaucoup mieux de le faire précédemment à la fuite de chaque mot; mais l'idée ne m'en eft venue qu'à-préfent.

LES principes de ces Eaux étant chimiquement trou-
vés, & leur nature parfaitement connue, ce feroit un
objet de pure fpéculation, fi on n'en faifoit pas
un application à la pratique de Médécine ; c'eft
ainfi qu'on peut augmenter la fomme des reffources
de cette Science, puifque c'eft par ce moyen qu'elles
peuvent dévenir falutaires. D'ailleurs, ce n'eft que
d'après la pleine & entière connoiffance des remèdes, qu'un Médécin peut, en toute probité, les
prefcrire à ceux qui fe confient à lui, pour détruire
ou pallier les maux attachés à l'humanité : Il n'appartient qu'aux fourbes & aux charlatans, qui ne fe
doutent d'aucun danger, d'ordonner de pareils mé-

Ces termes font, par exemple, *décanter*, qui fignifie verfer
un liquide doucement par inclination, pour retenir les parties
contenues dans le liquide, & qui, par leur péfanteur, reftent au fond du vafe.

Précipité eft la fubftance qui fe fépare, tombe, & fe raffemble au fond du vaiffeau par l'addition & le moyen d'un
corps dans quelques fluides.

Saturation eft en général lorfque la tendance des différentes parties de la matière, à s'unir les unes autres, eft fatis-
faite, & qu'il y a entr'elles une certaine proportion au-delà
de laquelle il ne fe fait plus d'union.

La *Sublimation* eft cette opération par laquelle l'art, de
même que la nature, raffemble & retient aux parois fupérieures des vaiffeaux dont on fe fert, les fubftances volatiles
& folides, fous une autre forme.

Le *Phlogiftique* eft, felon les Chimiftes, le principe infiâ-
mable le plus pur & le plus fimple : on n'a pû jufqu'à-préfent parvenir à avoir le phlogiftique pur & féparé de toute
autre fubftance : il y a apparence que les corps qui font les
plus infiâmables, contiennent auffi une plus grande quantité
de phlogiftique.

Le *Zinc* eft un demi métal d'un blanc brillant, mais qui donne
un petit œil bleuâtre : il reffemble affez au *Bifmuth*, autre
demi métal.

dicamens ; & il eſt honteux, je ne dis pas à ces ſortes de gens pour qui la honte eſt peu de choſe, mais à des Médécins, de conſeiller ce qu'ils ne connoiſſent pas : Rien en effet, ne décele plus en eux l'empiriſme, & par conſéquent, l'ignorance que de ne pas prévoir la ſuite des conſeils qu'ils donnent.

ARTICLE V.

Où l'on fait une deſcription ſuccinte des parties ſolides & fluides du Corps humain.

COMME c'eſt ſur le Corps humain ſoumis à ces Eaux, que doit s'exercer tout leur action, on a crû devoir tracer une légère eſquiſſe de ce qui le compoſe, ſans cependant entrer dans des deſcriptions anatomiques, qui auroient écarté du but.

Le premier objet qui ſe préſente à nous, en portant nos regards ſur le Corps humain, eſt une envéloppe, connue ſous le nom de *Peau*, dont la ſurface, dans un homme de taille moyenne, eſt évaluée à quinze pieds carrés : mais ſi nous nous armons du couteau anatomique, pour en faire un examen plus détaillé, nous appercevons que cette envéloppe cache un amas de muſcles & d'os, de membranes & de nerfs, de vaiſſeaux ſanguins & lymphatiques, de glandes & de viſcères. C'eſt en général une machine hydraulique compoſée de fluides & de ſolides, qui ſont ſans ceſſe en mouvement. On entend par fluides la maſſe totale des différentes humeurs qui circulent dans cette machine, & en entretiennent la vie ; & par ſolides, on comprend les par-

ties qui ont entr'elles une plus forte cohéfion, & qui,
étant moins divifibles, réfiftent plus difficilement aux
différens chocs; c'eft du rapport exact des folides avec
les liquides, & de leur parfait équilibre, que dépend
la parfaite fanté, fi tant eft qu'elle puiffe exifter.

TOUTES les parties folides du Corps humain font
compofées de fibres nerveufes & charnues, dont les
principales qualités font la fenfibilité & l'irritabilité:
De là combinaifon de ces deux qualités naît, dans
les différens organes, une certaine difpofition à
produire certain mouvement; difpofition qui conftitue ce qu'on appelle *vigueur*, ou *ton des folides*:
Cette vigueur, qui varie fuivant la conftitution
phyfique de chaque individu, eft effentielle aux fibres; mais dès qu'elle fe trouve en-deçà ou en-delà
de fon état naturel, il en réfulte tenfion ou relâchement des folides. Comme l'action des folides
eft toujours rélative & proportionnée à cette tenfion
ou à ce relâchement, il s'enfuit que les fonctions
du Corps humain font foibles & engourdies, lorfque les folides de qui elles dépendent, font relâchés; elles font, au contraire, trop fortes ou trop
actives, fi ces mêmes folides font dans une tenfion
exceffive: le jufte milieu de ces deux états, eft donc le
feul point dans lequel s'exécutent facilement, promptement, & fans douleur, tous les mouvemens de cette
admirable machine.

MAIS avoir feulement une idée des folides, ne feroit
connoître que la moitié de ce qui compofe le
corps; il importe encore, pour connoître le tout,
d'avoir auffi une notion fuccinte de ce qui les met
en jeu; c'eft-à-dire, des fluides, afin de fentir

comment ils agiſſent & réagiſſent mutuellement les uns ſur les autres. On a vû ci-devant, que par fluides on entend la maſſe générale des humeurs, à laquelle communément eſt donné le nom de *Sang* : celui-ci eſt compoſé de deux parties, dont l'une eſt rouge & épaiſſe, l'autre ſéreuſe & tirant ſur le roux. On a découvert, à l'aide du microſcope, que la partie rouge n'étoit formée que de petits globules, qui ont ſurtout beaucoup d'affinité (s) entr'eux, & qui flottent dans la partie ſéreuſe : Cette ſéroſité n'eſt elle-même qu'une ſubſtance aqueuſe, qui, étant ſoumiſe à un certain dégré de chaleur, perd ſa fluidité, & ſe coagule en une maſſe concréte, de même que le blanc d'œuf expoſé au feu (t). La proportion entre ces deux parties n'eſt pas la même chez tous les hommes; l'âge, le ſexe, le climat, la manière de vivre, ſont autant de cauſes qui y apportent pluſieurs variétés. Les qualités du ſang ſont différentes, ſuivant ces proportions; car plus la partie rouge domine, plus il eſt denſe; & plus il eſt denſe, plus il acquiert de viſcoſité & d'épaiſſiſſement : Si au contraire la partie ſéreuſe l'emporte en quantité ſur la rouge, le ſang dévient alors moins denſe; & autant il diminue en denſité, autant il augmente en fluidité.

Il ſeroit inutile d'expoſer ici toutes les autres qua-

(s) Le mot d'affinité en Chimie, équivaut à celui d'attraction en Phyſique : c'eſt une tendance qu'ont les parties des corps les unes vers les autres, & la force qui les fait adhérer enſemble lorſqu'elles ſont unies. Dict. de Chimie, tom. 1.

(t) Voyez les Expériences de Mr. de Haën, dans ſon *Ratio medendi*, chap. 6 de la première partie, pag. 52 & 56.

lités que peut contracter la maffe des humeurs ; il fuffit des ci - deffus énoncées , pour reconnoître le fang comme un des agens de la circulation : L'on voit affez d'un côté , les folides effentiellement fenfibles & irritables , & de l'autre , les fluides irritans & agaçans. Le cœur & les vaiffeaux font les princi-paux organes fur lefquels ceux-ci portent d'abord leur action ; & ceux-là exercent à leur tour , fur toutes les humeurs , une réaction égale & néceffaire , dont la réciprocité produit le mouvement & la vie.

Le Corps humain confidéré fous ces deux points de vûe , nous offre donc un tout , dont les diffé-rentes parties font liées ; & ont entr'elles une cor-refpondance fingulière & mutuelle : c'eft une ma-chine dont les mouvemens font rélatifs aux refforts des puiffances qui la font mouvoir ; & ces mouve-mens fe font fouvent dans un ordre contre - nature , parceque les refforts s'altérent & fe vicient. La peau , ce réfeau tiffu de fibres membraneufes , de nerfs & de vaiffeaux artiftement entrelacés les uns avec les autres , eft le principal organe dont la bonté du reffort influe le plus fur la fanté (u) : C'eft fur la peau particulièrement qu'agiffent les diffé-rens Bains & Douches , furtout ceux des Eaux mi-nérales ; & c'eft par leur application fur toute l'é-tendue du corps , que l'art corrige fouvent une grande partie des dérangemens auxquels il eft fujet.

Mais avant de décrire la façon de prendre les Eaux

_____

(u) Voyez la Médécine ftatique de *Sanctorius* , commentée par le favant Mr. *Lorry* , Médécin de la Faculté de Paris , & furtout le 5e. aphor. de la première fection.

d'Aix, foit en boiſſon, foit en bains & douches,
d'indiquer la méthode qu'on doit ſuivre dans leur
uſage, & de détailler les différens cas où elles font
ſalutaires ou nuiſibles; il eſt abſolument néceſſaire de
déterminer leur action phyſique ſur le Corps humain.

ARTICLE VI.

De l'action phyſique des Eaux Sulfureuſes
ſur le Corps humain.

TOUS les animaux quelconques nagent dans un
fluide; les uns dans l'air, les autres dans l'eau :
ils font tous, plus ou moins, ſujets aux impreſſions
que ces fluides font, ſuivant leur nature, ſur leurs
corps. Perſonne, pour peu qu'il ſoit phyſicien,
n'ignore que l'action de l'air différe beaucoup de celle
de l'eau (*x*) : & comme, malgré cette différence, il
y en a encore une très-grande, entre reſſentir l'action
de l'air chaud & celle de l'air froid; de même l'im-
preſſion de l'eau froide eſt bien différente de celle que
fait éprouver celle de l'eau chaude. L'air & l'eau
agiſſent encore différemment, ſuivant qu'ils font
homogènes ou hétérogènes : mais n'étant point ici
le lieu de parler des effets de l'air, je dois m'atta-
cher uniquement à expliquer ceux de l'eau, en tant
que chaude, & chargée de différens principes.

L'EAU en général a, comme tous les corps, ſa
péſanteur particulière. On évalue pour l'ordinaire

_____

(*x*) Pluſieurs Auteurs ont trouvé, par leurs produits, que la
péſanteur ſpécifique de l'air eſt à celle de l'eau, comme 1 à
870.

le poids d'un pied cubique d'eau, à 70 livres: lorſqu'elle eſt chaude, elle péſe moins, à volume égal, que
que quand elle eſt froide ; mais qu'elle ſoit chaude ou
froide, ſa péſanteur n'en fait pas moins une im-
preſſion ſenſible ſur tous ceux qui ſont expoſés à
ſon action. La fluidité de l'eau eſt encore une de
ſes qualités, qui lui donne la facilité de s'inſinuer
à travers les pores des différens corps qu'elle rencontre, de les écarter, & de les diſſoudre à un
point, que ſoûvent elle ne fait plus qu'un même
tout avec eux ; & ſa péſanteur alors augmente en
raiſon compoſée de celle qui lui eſt propre, & de
celle qui eſt particulière aux corps avec qui elle
s'eſt, pour ainſi dire, identifiée. Enfin, outre cette
péſanteur de l'eau plus grande, acquiſe par l'union
des corps qu'elle tient diſſouts, elle doit encore, de
toute néceſſité, participer des propriétés de ces mêmes corps. Ainſi les Eaux Sulfureuſes dont il s'a-
git, réuniſſant toutes ces qualités, devront donc
agir, ſoit qu'on en uſe intérieurement, ſoit extérieurement, comme péſantes, comme chaudes,
comme pénétrantes, & comme chargées de divers
corps, principalement du foie de ſouffre.

Les Eaux Sulfureuſes d'Aix étant, dans le Bain,
appliquées extérieurement au corps, preſſeront d'a-
bord, par leur péſanteur, tous les petits vaiſſeaux
lymphatiques & ſanguins, répandus à ſa ſurface,
& feront ainſi refluer le ſang à l'intérieur ; alors un
léger, à la vérité, mais univerſel reſſerrement ſe
fait appercevoir ; il ſurvient un peu de gêne dans la
reſpiration, & le pouls augmente en force & en fréquence par l'abord plus grand du ſang au cœur.

dont les contractions & les dilatations font néceffairement plus fouvent répétées. Tels feront les principaux effets dûs à la péfanteur des Eaux; mais fi
on y joint ceux qui dépendent auffi de leur chaleur,
on s'appercevra de plus, que la peau fe relâchant,
déviendra plus molle; & fes pores, conféquemment
plus ouverts, abforberont aifément le liquide am-
biant: De-là la raréfaction du fang, la couleur
plus animée du vifage, le gonflement des vaiffeaux
extérieurs du corps, quelquefois une légère douleur
de tête, mais qui fe diffipe dès qu'on eft hors du
Bain, fouvent même le fommeil, & une douce
moiteur, s'emparent du baigneur.

Tous ces phénomènes ne différent point, à la vérité,
de ceux qu'on éprouve de la part de l'action des Bains
d'eau chaude ordinaire; mais celles-ci, qui tiennent
un foie de fouffre en diffolution, devront en outre
produire des effets qui y feront particulièrement rélatifs. Or, comme le foie de fouffre eft une efpèce
de favon (y), dont les qualités font d'être incifi-
ves, fondantes, atténuantes & réfolutives; il eft
conftant & prouvé par l'expérience, que cette fubftance portée, au moyen du véhicule aqueux, dans
la maffe des humeurs, les pénétrera jufques dans la
plus petite de leurs molécules, divifera leur cohéfion
mutuelle, les rendra plus fluides, & par conféquent
plus aptes au mouvement; ainfi la maffe humorale

(y) Les Médécins Anglois & Allemands l'employent beaucoup, & avec fuccès, dans certaines maladies de poitrine;
fon odeur défagréable eft caufe qu'on l'a abandonné dans la
pratique; & ce n'eft pas ce qu'on a fait de mieux.

augmentera de volume, parcequ'à chacune de fes particules, il s'en joindra une des Eaux Sulfureufes; &
comme les folides fe feront d'ailleurs, ainfi qu'il a été dit,
affouplis; leurs douces ofcillations faciliteront encore
la circulation, la rendront beaucoup plus égale & plus
uniforme généralement dans tous les vaiffeaux, dont le
diamètre fera néceffairement dévenu plus grand : Dès-
lors le fang ne rencontrant aucune réfiftance à fon libre
cours, tous les organes fécrétoires & excrétoires exer-
ceront leurs fonctions avec aifance ; & les nerfs, légèrement follicités, & participant de toutes ces diverfes
impreffions, favoriferont encore tous les différens
effets qui doivent réfulter de l'action réunie des principes contenus dans les Eaux Sulfureufes.

Il n'eft donc pas difficile de comprendre d'après ces
raifons phyfiques, adaptées au mécanifme du Corps
humain, pourquoi ces Eaux Thermales procurent, au
fortir du Bain, une fraîcheur, une tranquilité & un dé-
laffement, qui, le plus fouvent, aménent un fommeil
doux, paifible, & qui répare promptement les forces?
Pourquoi la tranfpiration, cette bouffole de la fanté,
augmente en proportion des autres excrétions? Et pourquoi, en un mot, le baigneur fe trouve dans un bien-
être général, que lui feul peut exprimer? Tous ces effets
très-fenfibles, lorfqu'on fe baigne dans ces Eaux, le
font pareillement quand on les boit, & plus encore, fi
on fe baigne à la Source même, ou lorfqu'on eft expofé à la Douche.

Les effets qui s'enfuivent de l'action de ces Eaux,
étant obfervés, & leur explication déduite fuivant les
loix de la faine Phyfique; le détail des différentes façons
de les prendre, doit immédiatement fuccéder.

SECONDE PARTIE.

Des différentes façons de prendre les Eaux.

ON peut regarder la Ville d'Aix comme le temple d'Esculape, où chaque malade, apportant son offrande, vient y chercher une santé qu'il a quelquefois perdue par des accidens auxquels toute la prudence humaine ne sauroit parer ; le plus souvent aussi, j'ose le dire, par des intempérances en tout genre ; prodiguant sans réflexion des forces que la nature avoit destinées pour le bonheur de ceux qui nous environnent, & dont la perte nous cause, mais toujours trop tard, des regrets superflus ; & ce qui est encore plus affligeant, sans espoir quelquefois de pouvoir jamais les recouvrer : Et les Bains, ce présent inestimable de l'Auteur de la nature, sont une piscine bienfaisante, dont les Eaux ne seront salutaires qu'autant qu'elles seront mises en mouvement par les Médecins (z).

ON use des Eaux Thermales d'Aix de deux maniè-

_____

(z) C'est-à-dire, qu'il ne faut pas s'exposer à leur action de son propre avis, sans avoir consulté les gens de l'art qui les connoissent, & sans les précautions nécessaires ; car souvent on paye chèrement une témérité ou une nonchalance, qui toujours est inexcusable en pareil cas.

res, intérieurement & extérieurement : intérieurement,
on les prend pures, ou mêlées tantôt avec le lait
de vache, tantôt avec celui de chévre, ou bien avec
celui d'ânesse, suivant l'indication qui se présente :
on y fait quelquefois dissoudre des sels neutres (a),
pour les rendre purgatives ; & quelquefois aussi on
y ajoute des poudres, pour en faciliter le passage :
c'est la façon la plus ordinaire, & même la seule
dont on doive faire usage de ces Eaux en boisson ;
toute autre méthode borneroit leurs vertus, & affoibliroit totalement leur énergie.

Les Eaux d'Aix sont encore employées extérieurement ; & c'est même de cette façon que leur usage
est le plus fréquent, comme le plus étendu : on les
prend en Douches & en Bains ; les Bains se prennent dans les différentes maisons particulières, où
les malades sont logés : cette façon n'est certainement pas la meilleure, quoiqu'elle soit la seule usi-
tée ; parceque les Eaux perdant, par le transport &
par l'évaporation, la plus grande partie de leurs
principes actifs, ces Bains ne font alors qu'un peu
plus efficaces, que ceux qui sont faits avec l'eau
tiéde ordinaire. Ils seroient infiniment plus salutaires, & auroient bien plus d'action, dans la plûpart
des cas où l'on use des Bains pris à la maison, si

(a) On appelle *Sels neutres* en général toutes les combinai-
sons des acides quelconques, avec des substances alkalines,
salines, terreuses ou métalliques. Ces sels ne sont ni acides ni
alkalis, mais participent de la nature de l'un & de l'autre :
tels sont, par exemple, le sel de cuisine, le sel d'Angleterre,
le sel de seignette & plusieurs autres.

les malades alloient les prendre immédiatement dans
les différens Baffins de chaque Source ; ils jouiroient,
en premier lieu, de la pureté de l'air extérieur,
bien différent de celui qu'ils refpirent dans leur
chambre, qui eft toujours trop chaud & fans élafticité, parcequ'ils y font renfermés comme dans des
étuves : En fecond lieu, l'Eau qui jaillit de la
Source procureroit encore un autre avantage, en ce
que par fon cours & fon mouvement continuel,
elle exciteroit fur le corps un léger chatouillement,
qui, agaçant les plus petites fibres, ouvriroient encore mieux les pores de la peau, & faciliteroient
la pénétration des parties aqueufes minérales (b).
D'ailleurs, les malades étant en compagnie, auroient
à chaque inftant des fujets de gaïeté, & éviteroient
par ce moyen la mélancolie & la triftefse, qu'en-
traînent prefque toujours avec eux les Bains domestiques : Quelques-uns même pourroient nager dans
les Baffins ; & l'on fait combien cet exercice peut
augmenter l'efficacité des Bains, par le mouvement
de tous les mufcles qui concourent à cette action.
Tous ces avantages paroîtront frivoles au premier
coup d'œil ; cependant ils n'en font pas moins
réels & fondés fur les principes d'une mécanique
phyfiologique. Cette méthode, nouvelle à la vérité,
auroit fans doute des inconvéniens, auxquels il feroit
aifé de parer : Quelques malades ne pourroient pas

(b) Primi Medicinæ parentes, nihil magis in morborum
curatione, præfervationeque procurabant, quam ut balneorum,
fotuum, lotionum, unctionum, frictionum, & omnis generis
exercitationum ufu. Bagliv. differt. 1. de anat. fibr.

profiter du Bain pris au Baſſin, par la nature de leur maladie; & l'on ſent que ceux-là en doivent néceſ-ſairement être exclus; les autres ne ſe ſoucieroient peut-être pas de ſe baigner en public ; & ceux-ci feroient bien dupes & peu jaloux de leur ſanté, en la négligeant pour une fauſſe honte, qui s'évanouit bientôt, ſi on réfléchit qu'on pourroit arranger les Baſſins de manière à s'y baigner avec toute la com-modité & la décence poſſible (c).

Lorsqu'on a parlé des différens ouvrages faits aux Bains d'Aix par les Romains, j'ai dit qu'on avoit trouvé, près des Sources, des canaux ſoûter-reins, dont la conſtruction dénotoit que jadis il y avoit eû des Bains de vapeurs. Quel obſtacle y au-roit-il donc aujourd'hui, d'enrichir, à leur imita-tion, nos Bains de ce nouveau remède? Et de quelle ſatisfaction ne jouirions-nous pas, de pouvoir fournir à la poſtérité des ſécours pour la ſanté, qu'on ne ſauroit aſſez multiplier ? Il ſeroit facile de former dans le roc, des étuves où l'Eau jailliroit avec abondance, & ſurtout avec impétuoſité, afin de pouvoir ſe briſer & ſe réduire en vapeurs; on condenſeroit ces vapeurs, en y établiſſant un courant d'air, qui ſerviroit, tout-à-la-fois, pour les mettre en mouvement, & empêcher au malade de ſuffo-quer : il s'y tiendroit nud, pour donner le tems

---

(c) La Ville d'Aix, pour engager les malades à prendre les Bains au grand air, devroit, en outre, faire ſouvent nettoyer les déhors & le dedans des baſſins, les maintenir dans cette propreté, & les couvrir d'une eſpèce de tente, pour y être à l'abri du ſoleil & de la pluie.

néceſſaire

néceffaire aux vapeurs de pénétrer la furface de fon corps, & d'y produire l'effet défiré (d). Il me paroît que ces Bains de vapeurs, diminuant beaucoup la réfiftance des parties folides, feroient quelquefois une préparation à la Douche, & fouvent un re- mède qui, tenant le milieu entre la Douche & les Bains, pourroit devenir très-falutaire dans plufieurs occafions; puifqu'il eft d'expérience que ces étuves, quoique moins chaudes que les Bains, pouffent plus à la peau qu'eux. La raifon en eft, que dans les Bains la tête eft hors de l'eau, au lieu qu'elle fe trouve expo- fée, au Bain de vapeurs, comme le refte du corps.

La Douche eft le fécours le plus employé aux Eaux d'Aix; fur vingt malades, il y en a au moins dix- huit qui la prennent : ce n'eft autre chofe qu'un Bain local ; elle confifte à faire tomber avec force, fur la partie nuë affectée, une colomne d'Eau ther- male (e), par le moyen d'un tuyau de fer-blanc, de la figure d'un entonnoir, dont la plus large embouchure eft adaptée à la Source, pour ramaffer autant d'Eau qu'il eft poffible : on frotte légèrement avec la main cette partie en même tems que l'Eau la frappe dans fa chûte, pour ouvrir les pores, fa- vorifer & hâter l'effet & la pénétration des Eaux. Deux, & quelquefois trois Doucheurs ou Doucheufes, fuivant le béfoin, font employés à cette opération

_____

(d) La grotte où l'on prend ordinairement la Douche, peut fournir une idée de ce que je propofe : on y voit circuler les vapeurs, qui rendent d'abord humides les habillemens de ceux qui y font préfens, pour peu de tems qu'ils y demeurent.
(e) On peut auffi prendre des Douches avec l'eau froide ; mais c'eft plus ordinairement avec les eaux chaudes qu'on les donne.

D

autour du malade, & lui rendent tous les fécours
qui y font rélatifs (ƒ). Comme la Douche ne confifte qu'en une colomne d'Eau dirigée fur cette partie, en fe fervant d'un cylindre de fer-blanc, fait
en forme de cornet; j'ai imaginé qu'on pourroit
donner des Douches par afperfion , en conftruifant
le bout du tuyau, percé de plufieurs trous, comme
eft fait celui d'un arrofoir de jardin : cette efpèce
de Douche, embraffant une plus grande furface du
corps , auroit beaucoup plus d'effet dans certains
cas; telles feroient les douleurs de rhumatifme légères, & dont le fiége feroit feulement dans une
large étendue des mufcles; parcequ'alors le nombre
de toutes ces petites colomnes aqueufes étant plus
multiplié, elles feroient bien plus énergiques.

On ne prend la Douche qu'à la Source des Eaux de
Souffre; & on pourroit également la prendre à celle
des Eaux moins fulfureufes, dites d'Alun; elle feroit auffi efficace que l'autre, pourvû qu'elle fût
appliquée aux cas convenables. Je ferai voir plus
bas les circonftances où elle devroit même être préférée. Le préjugé dont le public eft imbû, que ces Eaux
font alumineufes, eft fans doute la caufe qui, jufqu'à-préfent, a empêché de s'y doucher : Cependant, quand il feroit même conftaté , par des expériences chimiques, qu'elles contiennent de l'Alun,
je ferois toujours furpris que les Médécins, partant

(ƒ) Je dois ajouter à la louange des gens de l'endroit,
qu'ils font d'une complaifance achevée, & que refpectivement
aux mœurs & à la police, tout s'y paffe dans une décence
& un ordre admirables.

de ce principe, ne les euſſent jamais conſeillé dans certaines maladies où elles auroient été indiquées : C'eſt à eux de ſavoir diſtinguer & choiſir les remèdes les plus propres à détruire nos maux.

Le ſédiment ou les bouës amaſſées au fond des Baſſins des Eaux, pourroient encore devenir de quelque utilité, étant appliquées en topique, comme on emploie celles d'Aqui en Piémont, & celles des Eaux de St. Amand & de Bourbonne en France : c'eſt une expérience à tenter, que juſqu'ici perſonne, que je ſache, n'a entrepriſe. Il eſt probable, & l'analogie même paroît l'indiquer, que ces bouës ſont de nature ſulfureuſe, & conſéquemment participent de la vertu des Eaux qui les dépoſent.

Il y a entre le Baſſin & la Source des Eaux de Souffre, une ouverture faite à deſſein, & de figure à peu-près ronde ; on l'appelle *le Bouillon*, parceque l'Eau y arrivant avec force par le moyen d'un canal qui prend ſon origine dans un réſervoir creuſé dans le roc, & duquel viennent auſſi les Eaux aux Sources de la Douche ; & parceque cette Eau ſe trouvant reſſerrée dans ſon cours, paroît effectivement bouillonner à ſa ſurface. On s'eſt toujours imaginé, à cauſe de ce mouvement inteſtin, que l'Eau devoit avoir, dans cet endroit, un plus grand dégré de chaleur ; mais c'eſt une erreur dont chacun peut bien vîte s'appercevoir, le thermomètre à la main. Le Bouillon ſert à pluſieurs malades, & particulièrement aux pauvres (g), qui ne ſont pas dans le cas de prendre

_____

(g) Il y a, pour plus grande commodité, deux de ces Bouillons, un du côté des femmes, & l'autre du côté des hommes, afin que chaque ſexe puiſſe y être décemment.

D 2

la Douche : On expofe la partie malade (& c'eſt
ordinairement les extrémités inférieures) à ce Bouillon, & on l'y laiſſe pendant un certain tems, afin
que l'Eau puiſſe s'infinuer juſqu'au lieu affecté, &
y porter ſes parties médicamenteuſes.

ENFIN, on peut uſer de ces Eaux en Boiſſon, en
Bains & en Douche tout à la fois. Il y a des malades
qui boivent de préférence les Eaux appellées improprement d'Alun ; mais puiſque l'une & l'autre
Source font, comme on l'a prouvé ci-devant, Sulfureuſes, c'eſt la différence & la gravité des cas qui
doivent régler & déterminer leur uſage. Il y en a
qui ne font que boire & ſe baigner ; d'autres qui
ſe baignent, prennent la Douche, & ne boivent
point; & d'autres qui ſe font doucher, ſans boire ni
ſe baigner. Dans l'uſage de ce Remède, comme
dans celui de tous les autres, le Médécin prudent
doit ſoigneuſement rechercher les cauſes du mal, pour
faire une juſte application du moyen curatif, & avoir
toujours en vûe le Précepte : *A juvantibus & læ-
dentibus deſumuntur indicationes.*

ARTICLE PREMIER.

De la méthode qu'on doit ſuivre dans l'uſage des Eaux.

EMPLOYER des remèdes ſans ſuivre une méthode qui dirige le malade ſelon la nature &
les diverſes circonſtances de la maladie, c'eſt s'a-
bandonner aveuglément à une ſorte d'empiriſme qui,
n'ayant aucun égard au tempérament, à l'âge & au
ſexe, & ne remontant point à la cauſe du mal,

prefcrit indiftinctément , & de la même façon , le
même remède à des affections abfolument différentes.
Telle eft fouvent la route que fuivent prefque tous
ceux qui vont aux Eaux Minérales. Boire , fe baigner , & prendre la Douche; voilà à peu-près leur
feul guide : De-là vient que le plus fouvent ils les
boivent , fans obferver s'il convient de les prendre
pures ou mêlées ; en grande ou en petite quantité;
à jeûn ou après avoir mangé ; avant le Bain , dans
le Bain , ou après le Bain : Lorfqu'ils fe baignent,
ils ne font pas réflexion à la quantité du tems qu'ils
doivent refter dans le Bain (h) , & fi l'Eau eft trop
chaude ou trop froide : Enfin , s'ils prennent la
Douche, c'eft en ce point furtout qu'ils commettent
le plus d'erreurs, puifqu'il y a une grande différence entre l'effet d'une Douche trop forte & trop
longue , & celui d'une Douche légère & de courte
durée. Tous ces détails font cependant d'une conféquence néceffaire , fi l'on veut retirer tout le fruit
poffible de l'ufage des Eaux Minérales.

Il y a dans chaque pays où il exifte des Eaux
Minérales , une méthode particulière , que fuivent
ceux qui viennent les prendre : Aix a auffi la fienne;
mais comme il m'a paru qu'elle étoit vicieufe en
plufieurs points, je les indiquerai en tâchant d'y

(h) j'ai vû des malades envoyés aux Eaux d'Aix par des
Médécins de très-grand nom , qui ne connoiffoient fans doute
ces Eaux que de réputation, à qui ils avoient confeillé deux
Bains par jour , de quatre heures chacun , outre plufieurs
autres remédes à prendre encore entre le bain & le repas ; enforte qu'il leur reftoit à peine du tems pour le fommeil & la
nourriture.

remédier par des raisons étayées de l'obfervation &
de l'expérience.

RIEN ne règle mieux le tems où l'on doit venir
aux Eaux d'Aix, que la faifon du printems ; fi elle
a furtout été belle, peu pluvieufe, & fi les neiges
n'ont pas été abondantes dans fon commencement
& pendant l'hiver ; on peut alors y venir de bonne
heure, comme au mois de Mai & de Juin, parceque
les Eaux n'étant point mélangées par la fonte des
neiges, feront plus fortes & plus efficaces ; mais les
mois de Juillet, d'Août (i), & quelquefois jufqu'au
15 de Septembre, font les tems les plus favorables.

IL faut, de toute néceffité, que la purgation pré-
céde l'ufage des Eaux, foit qu'on les prenne en
boiffon, bains ou douches. Plufieurs négligent cette
pratique, & la regardent comme inutile. Cependant,
fi on fait attention que les premières voies font
prefque toujours chargées de faburre, fuite des mauvaifes digeftions ; les Eaux, fans cette précaution,
entraîneroient avec elles, dans la maffe des humeurs, toutes ces impuretés, & y introduiroient un
vice qui n'y exiftoit point auparavant. D'ailleurs,
les Bains & la Douche refoulant les humeurs à l'intérieur, il feroit à craindre que l'abforption interne
ne portât dans le torrent de la circulation, un
chyle mal élaboré, qui fe dépoferoit fur les vifcères
les plus foibles, & produiroit des engorgemens très-
difficiles à réfoudre.

_____

(i) On craignoit autrefois de fe baigner dans le tems de la
canicule ; mais heureufement ce vieux mot, enfant du préjugé,
n'a plus aujourd'hui d'influence que fur le corps & l'efprit des
ignorans.

DE LA BOISSON DES EAUX.

ON boit les Eaux d'Aix, de l'une & l'autre Source, le matin à jeûn, depuis une livre (k) jufqu'à deux, quatre, & même plus, pendant douze, quinze jours, ou trois femaines. Il eft furtout effentiel, pour en reffentir toute la vertu, de les boire à la Source, parcequ'elles s'évaporent aifément par le tranfport, & perdent leur principe le plus actif. Il n'eft pas moins néceffaire de fe promener au grand air, en les prenant, pour en faciliter le paffage, & empêcher leur trop long féjour dans l'eftomac; elles y caufent alors un poids incommode, qui, le tiraillant, & entraînant avec lui le diaphragme, procure un mal-aife, une angoiffe, & fouvent une oppreffion, qui rébutent le malade; d'où il juge par-là qu'elles lui font contraires. Ces Eaux fe boivent par verrées, avec un intervalle de demi-heure, plus ou moins de l'une à l'autre, felon qu'elles paffent aifément. La plûpart des malades ont la coutume de les boire dans leur chambre, fans prefque fe mouvoir, & laiffant repofer & réfroidir l'Eau dans la bouteille, jufqu'à ce que la dofe convenue foit employée : De-là il arrive fouvent d'une part, des gonflemens, des naufées, du dégoût; & de l'autre, comme il n'y a guères que la première verrée qui foit médicamenteufe, le refte fe réduit prefque toujours à de l'eau commune, ou tout au plus à de l'eau

---

(k) On entend én Médécine, par une livre de liquide, la valeur d'une demi-bouteille ordinaire, ou d'une demi-pinte de Paris.

tiéde : Il n'eſt donc pas ſurprenant, d'après cette mauvaiſe méthode, d'entendre les malades ſe plaindre
que les Eaux ne leur ont fait aucun bien.

On pourroit, lorſqu'on boit les Eaux pures, y
ajouter quelques ſyrops altérans, du ſucre candi ou
roſat, ſelon l'indication de la maladie ; mais on
peut toujours, après les avoir bues, mâcher des anis
ou quelques zeſtes de citrons confits, pour corriger
le mauvais goût que laiſſent ordinairement ces ſortes
d'Eaux. S'il étoit néceſſaire de les rendre plus apéritives, on les altéreroit avec quelques grains de
nitre purifié, ou de ſel *de duobus*, qu'on fait diſſoudre
tout de ſuite dans chaque verre qu'on boit. Souvent, quand on ne doit prendre qu'un léger purgatif, avant l'uſage des Eaux, il ſuffit de jetter une
once de ſel d'Angleterre ou de Seignette dans la
première verrée d'Eau ; & les autres ſe prennent
enſuite pour aider l'effet du purgatif. Il arrive quelquefois que l'équitation eſt néceſſaire pour hâter &
faciliter le paſſage des Eaux ; la ſécouſſe légère que
procure cet exercice à tous les viſcères du bas-ventre,
& ſurtout à l'eſtomac, en augmentant l'oſcillation
de leurs fibres, rend cette pratique très-avantageuſe,
& qui devroit par conſéquent dévenir plus commune, & être préférée aux autres.

Les Eaux moins ſulfureuſes, dites improprement
d'Alun, ſont celles que l'on boit le plus ordinairement, parceque, ſuivant l'opinion vulgaire, elles
paſſent mieux que les autres, & qu'on croit d'ailleurs que, contenant de l'Alun, elles ſont plus propres à rétablir les fonctions de l'eſtomac. Cependant
il ne conſte par aucune expérience, qu'elles ſoient

plus efficaces, que celles de l'autre Source, dans les vices de cet organe provenant d'une laxité de fes fibres, qui auroient béfoin d'une fubftance ftiptique, telle que l'Alun, pour y remédier. Et quant à leur plus grande facilité à être rendues, elle ne peut provenir que de ce qu'elles font plus abondantes en félénite, comme on l'a vû dans leur Analyfe.

Lorsqu'on a achevé de boire la dofe des Eaux convenue pour chaque matin, on peut prendre une heure après une légère nourriture, telle que feroit un potage, une croute de pain avec de l'eau fucrée, ou avec un peu de bon vin vieux, ou bien quelque autre aliment approprié au goût & à l'état actuel du malade; il convient même de fuivre abfolument cet ufage, furtout fi on eft dans l'habitude de déjeûner; car il arrive fouvent que les Eaux ne commencent à paffer, qu'après avoir pris quelque aliment. Si on ufe des Eaux en Boiffon & en Bains tout-à-la-fois, on en boira un verre avant d'y entrer, & on les continuera même pendant le tems qu'on fera au Bain; il fecondera leur effet, en facilitant l'introduction des parties aqueufes dans le fang. Quand on aura achevé l'ufage des Eaux, il fera à propos de fe purger de nouveau, mais avec quelques purgatifs amers & ftomachiques, tels que la rhubarbe, le fenné, le fyrop de chicorée compofé, pour rétablir l'eftomac, qui fe trouve prefque toujours dans un état de rélâchement, après la Boiffon des Eaux Thermales.

Au refte, comme il n'eft pas poffible de prefcrire des règles pour tous les cas, pacequ'il eft difficile de les prévoir tous, & que d'ailleurs elles ne pour-

roient pas convenir à tous les tempéramens; on fent
parfaitement bien qu'on ne peut donner à cet égard
que des généralités : C'eft par conféquent le malade
qui doit inftruire fon Médécin fur tout ce qui feroit
capable de lui fournir des indications néceffaires;
& c'eft enfuite à lui de les remplir autant que l'art,
aidé de fa prudence, le lui fuggérera.

DES BAINS.

LES Bains des Eaux thermales ont été de tout tems
regardés comme des remèdes excellens, propres à
guérir ou contribuer à la guérifon de plufieurs maladies opiniâtres. Les différentes efpèces de Bains font
très-anciennes, puifqu'elles étoient déja en ufage
avant Hyppocrate (l); & l'on fait combien ils étoient
connus fous le fiécle d'Augufte. Cependant, fi on
examine de près leurs propriétés, on verra que
leur ufage ne doit pas être indifférent, & qu'il ne
convient pas également à tous. On prend affez
communément les Bains à Aix; mais fouvent auffi
on en abufe : on les y prend ou chauds ou tiédes,
fans réfléchir qu'on fe met quelquefois dans un Bain
chaud, tandis qu'il ne devroit être que tiéde, &
que d'autres fois il n'eft que tiéde, lorfque le cas
exigeroit qu'il fût chaud. La nature de la maladie
doit fervir de règle pour décider fi c'eft le Bain
chaud, le tiéde ou le frais qui conviennent; & le
thermomètre fera la bouffole pour déterminer le dégré

(l) Quo fiebat ut non folum profperà femper uterentur valé-
tudine, fed ad centum & plures annos dulcem vitam protra-
herent. Bagliv. de morb. folidor.

de chaleur. On dit que le Bain eſt tiéde, quand la liqueur va du 25°. ou 27°. dégré (*m*), juſqu'au 30°. ou 34°. Il eſt chaud quand elle monte du 34°. au 40°. & au-deſſus. Il y a, comme on voit, pluſieurs dégrés intermédiaires entre le 25°. & le 40°. qui tous peuvent convenir dans des circonſtances différentes. Outre la purgation, que j'ai dit devoir ſervir de préparation aux Eaux, il eſt de plus à propos, avant de commencer les Bains, de ſe faire ſaigner, ſi on eſt jeune, pléthorique, & qu'on ne veuille pas s'expoſer à pluſieurs inconvéniens.

On ſe ſert ordinairement à Aix, pour les Bains, de l'eau de la Source ſupérieure, dont on mêle deux tiers avec un tiers de celle de la Source inférieure ; c'eſt même une méthode ſi réligieuſement obſervée, qu'on n'oſe pas s'en écarter (tant il eſt vrai qu'il y a partout des routines, juſques dans la Médécine). Cependant, comme l'une eſt beaucoup plus abondante en Souffré que l'autre, il n'eſt pas douteux qu'il y a des cas ; & ce ſont même les plus fréquens, où le Bain ne devroit être préparé qu'avec l'Eau de Souffre ſeule, puiſque ce mixte y eſt contenu en plus grande quantité. C'eſt le matin ou le ſoir qu'il faut choiſir pour prendre le Bain tiéde ; & comme le tempérament des femmes exige un ſommeil plus long que celui des hommes, elles doivent entrer plus tard qu'eux dans le Bain. Quand on prend la Douche & les Bains tout-à-la-fois, on doit préférer le ſoir pour ſe baigner : Mais ſoit

_____

(*m*) Suivant la manière d'être gradué de Mr. de Réaumur.

qu'on fe baigne le matin ou le foir, il ne faut pas entrer au Bain, fi on eſt en fueur.

On peut prendre deux Bains tiédes par jour; (je n'en ai jamais vû prendre davantage) la durée de chaque Bain eſt ordinairement d'une heure à une heure & demi; rarement eſt-elle de deux, & plus rarement encore de quatre; je ne crois pas même qu'il y ait des cas où il foit néceſſaire de les ordonner de pareille durée. Le tems que l'on reſte dans le Bain chaud, eſt beaucoup plus court; car il ne doit pas excéder fept à huit minutes. Comme on peut partout uſer des Bains frais ou froids, ce n'eſt pas ici le lieu d'en fixer la longueur. D'ailleurs il eſt d'expérience que les Eaux Sulfureuſes réfroidies, perdent, par l'évaporation, toutes les propriétés qu'on leur reconnoît étant chaudes ou tiédes. L'endroit où l'on prend les Bains, doit, autant qu'il fera poſſible, être vaſte & commode; l'air doit s'y renouveller de tems en tems, ſans néanmoins être trop froid ou trop chaud; l'un ou l'autre feroit également pernicieux. Hyppocrate recommande d'être tranquille dans le Bain & de n'y point parler (n); cependant, malgré la grande vénération que j'ai pour ce Prince de la Médécine, il ne me paroît pas que le mouvement que l'on fait en fe baignant, & furtout dans un Bain domeſtique, puiſſe être nuiſible, & en arrêter le bon effet: Peut-être eſt-ce une fuite de la défenſe qu'il faifoit à fes Diſciples,

_____

(n) Qui lavatur, moderatè fe componat & taceat, nihilque ipſe faciat. Lib. de rat. vict. in morb. acut. fect. 4.

de conseiller les Bains, principilement aux malades qui n'étoient pas aisés, malgré la grande idée qu'il avoit de cette espèce de remède.

EN sortant du Bain tiéde, on plie les malades dans un drap, pour ne pas trop les exposer à l'impression de l'air ; on les met dans un lit légèrement échauffé, à moins que l'intention du Médecin ne soit d'augmenter la transpiration (o). Si en se baignant on use en même tems de quelques remèdes, on les prend pendant le Bain, ou immédiatement après, tandis qu'on est encore au lit. Dès qu'on est bien séché, on change de linge, & on prend ensuite, à une demi-heure au moins d'intervalle, une légère nourriture, telle qu'un potage, une tasse de chocolat, ou du vin d'Alicante avec un peu de pain.

LES Bains tiédes procurent quelquefois un trop grand relâchement, qu'on pourroit prévenir en suivant la méthode des anciens ; ils se faisoient oindre d'huile avant d'entrer au Bain : mais alors les pores cutanés, étant bouchés par les particules huileuses, ne permettroient point l'entrée au fluide aqueux ; & les molécules sulfureuses, dont on cherche ici la pénétration, seroient en pure perte. Il conviendroit plûtôt de prendre cette précaution au sortir du Bain, si on craignoit une transpiration trop abon-

---

(o) On a la coutume à Aix de tenir le lit extrèmement chaud, indifféremment pour tous ceux qui sortent du Bain ou de la Douche : méthode dangéreuse & absolument contraire à la saine pratique ; puisqu'il n'est pas possible que cette même méthode puisse convenir également à tous les différens cas.

dante, qui ne manqueroit pas d'épuifer le malade.
Les Bains tiédes font les feuls dont on puiffe continuer l'ufage pendant quelque tems; ils ont la fingulière propriété d'augmenter l'efficacité de certains
remèdes, ou d'en modérer l'activité. L'ufage des
Bains chauds ne doit, au contraire, être permis
que très-rarement; & on doit foigneufement examiner la caufe de la maladie, avant de les prescrire; parceque cette efpèce de Bain produit non
feulement beaucoup de chaleur, mais porte encore
dans les folides une tenfion confidérable, & les
defféche: on pourroit même, pour calmer ces effets,
en fortant du Bain chaud, paffer dans un Bain
tiéde; & cette pratique, je crois, ne fauroit qu'être
très-avantageufe. En général, il faut ceffer toute
forte de Bains, fi, pendant leur ufage, on perd les
forces, le fommeil ou l'apétit (p).

Si jamais quelques malades fe décidoient, comme
je l'ai indiqué ci-devant, à fe baigner aux baffins
mêmes des Sources, ils devront éviter furtout l'ardeur du foleil, s'envélopper dans un drap chaud
en fortant de l'Eau, & fe faire porter chez eux
bien couverts, afin que l'air extérieur ne les furprît
pas (q); ils fuivront d'ailleurs à peu-près les mêmes
règles que pour les Bains pris à la maifon.

Les Bains de vapeurs, qu'il feroit très-aifé d'établir,
demanderoient, de la part de ceux qui voudroient

(p) Atque hic quoque habenda virium ratio eft. Corn.
Celfus, cap. 17. de fudore.
(q) Curiofèque veftimentis involvendus, ut ne ad eum frigus
afpiret. Corn. Celfus ibid.

en user , des précautions pareilles à celles qu'on observe quand on sort des Bains ordinaires.

LE Bouillon est encore une autre sorte de Bain, à laquelle on a communément beaucoup de confiance : cependant , pour l'apprécier au juste, on peut comparer son mérite à celui d'une légère Douche, ou à un Bain de pieds d'Eaux Sulfureuses ; il peut être salutaire dans quelques maux légers, qui attaquent la jambe ou le pied, & servir de remède préparatoire ; mais il exige peu d'attention de la part du malade , car il suffit de bien sécher la partie, & de la tenir plus chaudement.

LES boues ou sédimens des Eaux pourroient aussi être employés en fomentations sur les différentes parties affectées, & les renouveller ou les humecter avec les mêmes Eaux , à mesure qu'elles se dessécheroient : Ce topique serviroit de préparatif à la Douche, en devenant un Bain presque continuel, qu'il est facile d'entretenir à la maison, jusqu'au moment où la partie même devra être douchée.

DE LA DOUCHE.

J'AI dit ci-devant qu'on appelloit *Douche* , lorsqu'un fluide quelconque coule, soit naturellement, soit par le moyen d'un tuyau (r), d'une fontaine naturelle ou artificielle , & qu'il tombe de haut, ou bien est lancé avec force sur tout le corps

---

(r) Il seroit possible de donner des Douches séches, dans certains cas, avec un courant d'air froid ou chaud, par le moyen d'un soufflet, dont on dirigeroit le bout sur la partie malade.

ou fur une de fes parties : c'eft le plus fouvent avec les Eaux Thermales qu'on donne la Douche, quoique cependant l'eau commune feule, employée de cette façon, ne foit pas fans vertu lorfqu'elle coule de fort haut & en affez grande abondance. La Douche eft certainement de tous les moyens curatifs, qu'on emploit à Aix, celui qui a le plus de vertu & d'efficacité; mais plufieurs en abufent & s'y livrent avec indifférence. Cependant ce remède mérite d'autant plus de foins & de ménagemens, qu'on ne peut pas le mettre au nombre de ceux qui ne font ni bien ni mal; car l'état dans lequel fe trouve le malade, après l'avoir pris, prouve affez à quel point eft augmenté le mouvement des humeurs; il peut par conféquent en réfulter un changement très-falutaire ou très-nuifible pour le corps qui s'y foumet.

On va communément à la Douche le matin à jeûn; & fi le cas exigeoit d'en prendre deux par jour, on doit prendre la feconde le foir, un peu avant le foleil couchant, lorfque la digeftion eft faite : il faut être vêtu d'une façon aifée à pouvoir s'habiller & fe déshabiller promptement. La partie que l'on veut doucher étant nuë, les doucheurs dirigent le cornet fur elle, & le font mouvoir çà & là, afin que la colomne d'Eau puiffe également frapper partout : Pendant ce tems, d'autres doucheurs (ils font prefque toujours trois; il peut même y en avoir davantage) font de légères frictions, avec la main, fur la partie douchée. Au moyen de ce tuyau, la Douche peut fe donner en tout fens, en lui faifant parcourir, par fa direction, fucceffivement toutes les parties du corps. La durée de la Douche eft

ordinairement

ordinairement de huit à dix minutes, il eſt rare qu'elle
paſſe le quart-d'heure ; cependant elle pourroit encore, ſelon la nature de la maladie, être prolongée, quand le ſujet eſt ſurtout fort & robuſte. Lorſqu'on la donne ſur toute l'habitude du corps, elle
doit alors être regardée comme un ſudorifique général ; & conſéquemment il importe d'y avoir égard,
ſoit pour la force de la Douche, ſoit pour ſa durée ;
car on ſent bien qu'il y a une grande différence
de l'effet d'une Douche univerſelle à celui d'une
Douche particulière.

Mais je dois faire obſerver ici pluſieurs défauts
eſſentiels dans la manière de donner la Douche. Le
premier ſe rencontre dans la forme des tuyaux ou
cornets, qui eſt conſtamment la même ; en ſorte
que la Douche ne peut jamais être plus ou moins
forte une fois que l'autre (t). Il faudroit, pour auto-
riſer cette pratique, que tous les malades fuſſent affectés de maux ſemblables, puiſqu'on ne met aucune
différence dans le remède, & qu'il eſt, à peu de choſe
près, le même pour tous les cas. On devroit donc
avoir pluſieurs tuyaux de différent calibre & de différente longueur, afin de pouvoir augmenter ou diminuer à volonté la force, l'étenduë & la véhémence
de la Douche : car ſi la maladie exigeoit, par exemple, une Douche très-forte & très-vive, le cornet

_____

(t) Il conviendroit que la Ville d'Aix fournît aux doucheurs
les différens cornets néceſſaires, pour varier les Douches ſelon
le béſoin : cette dépenſe ſeroit peu coûteuſe ; & d'ailleurs,
l'affluence des étrangers, attirés par toutes ces ſortes de commodités, la dédommageroit amplement de tous ces petits fraix.

E

doit alors néceffairement être long , & d'un diamètre
fort étroit , pour que , felon les loix de l'Hydraulique ,
la colomne d'Eau étant ramaffée , & preffée de fortir
par une petite ouverture , foit beaucoup plus accé-
lérée dans fa vîteffe & fa rapidité , & frappe par conféquent des coups bien plus vifs & plus fenfibles. S'il
s'agiffoit , au contraire , de ne porter que des fécouffes
douces & peu violentes , l'ouverture du tuyau devra
être augmentée dans fa largeur , & diminuée dans fa
longueur , pour donner une certaine étenduë à la
colomne d'Eau , & modérer l'activité de fon mouvement.

Le fecond défaut provient de ce que l'Eau qui fort
des Sources , ne jaillit ni d'un lieu affez élevé , ni
en affez grande quantité , quoique cependant elle puiffe
tomber de plus haut , & être plus abondante : Car ,
plus le jet de l'Eau feroit abondant , & auroit de
chûte , plus auffi fon choc feroit violent. Ces deux
conditions contribuëroient , fans doute , autant à la
variété des Douches , qu'à leur efficacité.

Le troifiéme défaut eft dans l'inattention & la
manière d'agir machinale des Doucheurs. En effet ,
lorfqu'ils donnent la Douche aux parties fituées au
deffous du nombril , & furtout aux extrémités inférieures , j'ai toujours remarqué que la colomne d'Eau
qui fort du tuyau , ne tomboit jamais fur la partie
affectée , mais feulement fur la furface de l'Eau ,
dans laquelle baigne ordinairement la moitié du
corps du malade , qui , étant affis , ne peut , bien
fouvent , fortir ni foutenir fes membres hors de l'Eau :
De-là vient que la plûpart de ces Douches font abfolument infructueufes , parcequ'elles n'ont pû attein-

dre le mal, ni le frapper à plomb, ou n'ont fait que
l'effleurer en paffant ; & que fouvent deux Douches
données avec attention, feroient plus d'effet, que fix
données de cette façon défectueufe. Il feroit donc
à propos, pour remédier à cet inconvénient, qui
eft de très-grande importance, que le malade fût
affis fur un petit tabouret, dont le fiége éléveroit
tout fon corps au-deffus du niveau de l'Eau, & le
mettroit dans une fituation à pouvoir être librement
expofé à toute l'action de la colomne aqueufe (u).

La force de la Douche doit être proportionnée à fa
durée ; & l'une & l'autre doivent l'être à la nature
& au dégré de la maladie. Il arrive quelquefois
que le malade, foit par foibleffe, foit par quelque
autre caufe, tombe en défaillance en prenant la Douche ; le plus fûr moyen eft alors de la fufpendre,
de donner de l'air au malade, en le fortant de deffous
la voûte, & lui faire refpirer du vinaigre, ou
quelque autre liqueur fpiritueufe, dont il eft à propos
d'être toujours muni quand on y va. Mais fi le malade prenoit des fyncopes à chaque Douche, il faut
examiner s'il n'eft point néceffaire de le purger de
nouveau, parcequ'elles dépendent fouvent de faburre
amaffée dans les premières voies ; & fi le purgatif n'y
remédie pas, on doit y renoncer : c'eft une preuve que
le malade n'eft pas en état de foutenir ce remède.

***

(u) J'ai fouvent été dans le cas d'obferver toutes ces ma-
nœuvres vicieufes, de donner la Douche, pendant vingt jours
que j'ai affifté à celles que prénoit ma Mère ; & plufieurs
autres malades m'ont encore depuis mis à portée de voir que ces
défauts étoient conftans généralement pour la plûpart de ceux
qui prennent la Douche.

Il y a des circonſtances qui empêchent de prendre la Douche tous les jours; on en met alors un ou deux d'intervalle, ſurtout quand le malade eſt d'une conſtitution delicate, que la Douche cauſe de l'agitation, ôte le ſommeil & les forces : on doit abſolument l'abandonner, ſi elle donne du dégoût & de l'inappétence. C'eſt un ſigne aſſuré qu'elle eſt nuiſible, ſi même après un léger purgatif, tous ces ſymptômes ne diſparoiſſent pas.

C'eſt toujours à la Source inférieur, appellée Eau de Souffre, qu'on va ſe faire doucher; & il eſt très-rare qu'on aille à la ſupérieure, dite Eau d'Alun. On prend ordinairement une Douche par jour, & on les continue juſqu'à ce que le nombre fixé ſoit complet, à moins qu'il ne ſurvienne quelque obſtacle. Il eſt moins ordinaire qu'on en prenne deux dans le même jour, quoique cependant il y ait pluſieurs cas qui le demandent. La quantité des Douches étant rélative à la cauſe du mal, à ſa force & à ſon ancienneté, il eſt par conſéquent difficile de la déterminer : la plus grande partie des malades en prend douze, & même quinze ; quelques-uns vont juſqu'à vingt & vingt-cinq ; mais je n'ai pas vû paſſer ce nombre, du moins conſécutivement; & je penſe qu'il y a de la témérité & du danger d'aller plus loin ſans néceſſité. On doit interrompre la Douche, ſi les règles chez les femmes, & les hémorroïdes chez les hommes, ou une hémorragie quelconque, ſurvenoient aux uns ou aux autres pendant ſon uſage. Trois à quatre Bains ſont une des meilleures préparations à la Douche, ſurtout ſi elle doit être générale ; ils ouvrent les pôres, nettoyent la peau, & la difpofent à recevoir fon impreffion.

DE's que la Douche eft prife, on envéloppe le malade dans un grand drap; on met fes habillemens fur ce drap, & pardeffus le tout une couverture de laine : la tête eft couverte d'un bonnet ou d'une coëffe, autour defquels on ajoute encore une ferviette, furtout fi on a pris la Douche à cette partie. On emporte le malade chez lui, & on le couche dans un lit fuffifamment chaud pour maintenir la tranfpiration que la Douche avoit commencé d'exciter. Le lit doit être plus chaud au fortir de la Douche, que lorfqu'on fort du Bain ; parceque la Douche agite davantage, & que fon but eft le plus fouvent de favorifer la tranfpiration : Cependant, trop de chaleur feroit nuifible ; car lorfque la circulation du fang acquiert trop de vélocité, rien ne s'oppofe plus à l'excrétion qu'on veut fe procurer par la Douche. Si le malade avoit quelques remèdes ou quelque nourriture à prendre, il doit le faire environ demiheure après avoir refté au lit, lorfqu'il aura changé de linge, & que la fueur aura déja diminué ou totalement ceffé (x). La nourriture qu'on eft dans l'habitude de donner aux malades qui reviennent de la Douche, eft ordinairement un bon confommé fait avec du bœuf & de la volaille, ou quelque reftaurant, tels que les vins d'Efpagne ou une taffe de chocolat. En général, les différentes précautions que

---

(x) Plenus ftomachus cæteras funcktiones quafque imminuit; naturâ in id unum quafi intentâ, ut concoquat. Voyez le Comment. de Mr. Lorry, Doct. de Paris, fur la Médécine Statique de Sanctorius, pag. 193.

l'on prend pendant l'ufage de la Douche, doivent être rélatives à la maladie : ainfi quand la Douche fera feulement locale, elles devront conféquemment être moindres, que lorfqu'elle fera univerfelle.

C'est fans aucune raifon ni fondement, qu'on ne prend jamais, ou du moins très-rarement, la Douche à la Source fupérieure, dite d'Alun; les Médécins même, fe laiffant entraîner au préjugé, ne la prefcrivent pas : cependant il n'eft pas douteux que celle-ci feroit tout auffi, pour ne pas dire plus, falulutaire dans certains cas, que celle de l'autre Source : Je fuis même d'avis qu'on devroit toujours terminer, par quelques Douches à cette Source, le nombre de celles qu'on avoit commencé de prendre à celle des Eaux de Souffre : il feroit même très-utile, dans plufieurs circonftances, telles que dans les vices locaux qui affectent les extrémités fupérieures ou inférieures, de ne fe doucher qu'à celle qui eft la moins fulfureufe, furtout s'il étoit queftion de fortifier les parties; parceque la Douche des Eaux de cette Source auroit beaucoup plus d'effet, à raifon de leur plus grande quantité de félénite & de terre calcaire, qui, s'introduifant entre les différentes fibrilles, les rendroient plus denfes & plus compactes, & leur donneroient plus de force. Au refte, on devroit fe conduire en tout dans ces Douches, à peu-près de même que dans celles qu'on prend à la Source ordinaire.

Telles font les différentes manières & méthodes d'ufer des Eaux Thermales d'Aix, Boiffons, Bains, Lotions & Douches. Mais, foit qu'on les employe extérieurement, foit intérieurement, elles demandent un régime de vivre particulier & analogue à la caufe de la maladie; c'eft-à-dire, comment il faut, pendant ce tems-là, fe conduire dans l'ufage des fix chofes non naturelles, & comment on doit en éviter l'abus: Régime qui eft très-négligé, parcequ'on ne le croit pas affez effentiel, & qui cependant eft la bafe du rétabliffement de la fanté (y). On va donc indiquer en général ce qui conftitue ce Régime, & en quoi il confifte particulièrement.

ARTICLE II.

Du Régime de vivre & des Chofes non-naturelles.

LA pratique qu'on doit fuivre pour ufer avec ordre & d'une manière règlée, des chofes appellées dans les Ecoles, *non-naturelles* ; c'eft-à-dire, de tout ce qui eft néceffaire à la vie animale, & de ce qui en eft inféparable, tant en fanté qu'en maladie; cette pratique, dis-je, eft ce qu'on nomme *Régime de vivre*. Ce Régime peut être confidéré fous trois points

_____

(y) Il n'eft pas rare de voir à Aix, que chacun veut confeiller aux malades la façon dont ils doivent fe conduire, tant par rapport aux Eaux, que par rapport au régime; mais il eft en même tems aifé de s'appercevoir que tous ces Médicaftres n'ont qu'une feule & même récette pour tous : on n'y a aucun égard à l'homme avancé en âge, & à l'adulte; & fouvent la différence des fexes n'y entre pour rien. Il eft cependant certain que tous ne doivent pas fuivre la même route, & que toutes ces erreurs, qui paroiffent de petite conféquence à qui ne connoît pas les loix de l'économie animale, n'en font pas moins réelles, & influent, plus qu'on ne croit, fur la guérifon de la plûpart des malades.

de vuë généraux, comme confervatif, comme préfervatif & comme curatif, felon les différentes circonftances, qui en exigent une exacte obfervation.
On ne fera que prefcrire ici le Régime préfervatif
& curatif, parcequ'il s'agit de remédier à des maux
actuels & à des tempéramens délabrés : L'un & l'autre
de ces Régimes confiftent dans un ufage des fix
chofes non-naturelles, approprié au genre de la maladie & à la conftitution du malade. Or, les chofes
qu'on appelle non-naturelles (*z*), font l'air, les alimens folides & liquides, le mouvement & le repos,
la veille & le fommeil, les excrémens & les récrémens, & les affections de l'ame. Comme l'ufage
de ces différentes chofes entre pour beaucoup dans
le Régime qu'il eft néceffaire d'obferver en prenant
les Eaux, il eft à propos de traiter en abrégé de
chacune d'elles en particulier (a).

DE L'AIR.

L'AIR eft un être dont aucun animal ne peut fe
paffer pour l'entretien de fa vie : il eft fi néceffaire à tous, foit terreftres ou aquatiques, que pri-
vés de ce fluide, ils la perdent plûtôt ou plus tard,
felon leur différente ftructure. S'il eft le premier &

(z) Hoc nomine donatæ, quia ufu vel abufu, bonæ naturales, aut malæ contrà naturales fieri queunt. Boërhaave,
Inftit. Médic. no. 745.

(a) Nec femper in malorum curationibus ægri ftomachus
fyrupis atque confervis fatiandus eft, & implendus ; regularis
enim vivendi modus, debitufque fex rerum non naturalium
ufus & ordo, citiùs multò morbum fæpe fanant, quam phar-
macopolarum centeni pulveres. Bagliv. de fibr. motr. fpecim.
lib. I. cap. 12.

le meilleur des alimens (b) de l'enfant dès qu'il eſt né, de l'adulte & du vieillard ; il eſt ſouvent auſſi l'agent le plus commun de nos maladies : véhicule dans lequel flottent toutes les parties inviſibles, émanées des corps de la nature : Heureux eſt le tempérament qui réſiſte le mieux à ſes effets pernicieux. Mais puiſqu'il fait des impreſſions ſur les corps ſains, de combien ne ſeront-elles pas plus ſenſibles ſur ceux qui ſont malades, & de combien de précautions ceux-ci ne doivent-ils pas uſer, pour éviter celles qui peuvent augmenter leurs maux ?

Il eſt certain que les différentes altérations de l'Air affectent très-ſenſiblement les ſolides & les fluides : Les perſonnes travaillées de maladies nerveuſes, de douleurs rhumatiſmales, de luxations, fractures ou contuſions, en font aſſez la triſte expérience dans les variations de l'atmoſphère, ſurtout lorſqu'elles ſont promptes & ſoudaines. La chaleur & le froid, la ſéchéreſſe & l'humidité, ſont les qualités de l'Air qui produiſent le plus de changemens dans le corps humain. On doit principalement avoir égard à ces différentes qualités, pendant qu'on uſera des Eaux d'Aix en Bains & en Douches. Il convient donc en général d'éviter l'Air chaud & l'Air froid ; parceque celui qui auroit un certain dégré de chaleur, non aſſez fort pour deſſécher ou détruire les ſolides, allongeroit & relâcheroit les fibres,

(b) L'acception du mot *Aliment*, ne doit pas être priſe dans le ſens ordinaire : je ſais que l'air ne peut être regardé comme une ſubſtance propre à être mâchée & avalée ; mais je le conſidère ici en tant qu'il eſt un des principaux mobiles néceſſaires à la vie.

déja renduës lâches par l'effet des Eaux : De-là s'enfuivroient l'abbatement & la foibleſſe. D'ailleurs l'Air trop chaud étant déja extrèmement nuifible aux poûmons, il le déviendroit encore davantage à ceux qui boiroient les Eaux pour rétablir leur poitrine. Comme la chaleur de l'Air eſt en outre la règle de la quantité de la tranſpiration ſenfible & infenfible, il eſt évident que la force des Douches & la durée des Bains, doivent auffi être proportionnées à cette cauſe.

On peut aiſément déduire les effets de l'Air froid, par ce qu'on vient de dire de ceux de l'Air chaud ; on ne craint pas même d'avancer que l'Air froid eſt beaucoup plus dangereux pendant l'uſage des Eaux thermales, que le chaud. En effet, on a vû ci-devant que ces Eaux relâchent le tiſſu de la peau, & en ouvrent les pores ; par conſéquent l'Air froid qui agit en reſſerrant les fibres & diminuant le mouvement du ſang dans ſes vaiſſeaux, cauſeroit, en produiſant un effet tout oppoſé, de plus grands déſordres que ceux qu'on voudroit tâcher de détruire.

L'HUMIDITE' de l'Air eſt encore une de ſes qualités qu'on doit ſoigneuſement éviter dans tous les mêmes cas (c) ; elle cauſe le relâchement & l'atonie dans les fibres animales ; il deviendroit donc extrèmement pernicieux, ſurtout à ceux qui feroient aux Eaux pour des tremblemens, des paralyſies & autres maux provenans d'une grande foibleſſe dans le ſyſtème ner-

---

(c) Aër plus juſto humidus, aut ventoſus moratur perſpira-tum. *Sanctorius* ſect. 2. aphoriſm. 60.

veux ; de même qu'à ceux chez qui les humeurs épaisses, en circulant lentement, sont disposées à former des engorgemens dans les différens viscères.

L'Air sec produit des effets contraires à ceux de l'Air humide : il dissipe les huiles volatiles animales, diminue la capacité des pores cutanés, & influe beaucoup sur la transpiration ; je le crois cependant plus salutaire que tout autre aux malades qui usent de la douche, dans la vûë de fortifier & de donner du ressort aux parties dont le relâchement est porté à un certain point. La trop grande sécheresse de l'Air peut à la vérité changer la texture des fibres & détruire l'organisation (d) ; mais nous sommes heureusement placés dans un climat où nous n'avons pas à craindre de semblables effets. En général l'Air qu'on respire à Aix, est des plus sains (e) ; les vapeurs sulfureuses qui exhalent sans cesse des Eaux, le rendent surtout très-propre à ceux qui sont affectés de la poitrine : on y voit même rarement les

_____

(d) Tels sont ces vents si dangereux & souvent mortels, qui soufflent quelquefois dans l'Arabie-Pétrée, & dans l'Irac-Arabi le long du Golfe Persique, depuis le 15 de Juin jusqu'au 15 d'Août : ce vent, auquel on donne le nom de *Samyel*, tue sur le champ ceux qui sont exposés à son action ; mais il n'opère son effet qu'à quelque distance de la terre : de-là vient que les Voyageurs se couchent promptement la face contre la poussière, tenant à la main la bride de leurs chevaux, qui, par un instinct naturel, baissent la tête entre leurs jambes jusqu'à terre. *Hist. Nat. de l'Air par Mr. l'Abbé Richard*, T. I.

(e) La peste régnant à Chambéry en 1564, le Sénat & la Chambre des Comptes quittèrent cette Ville au commencement de Novembre pour aller tenir leurs Séances à Aix, où, par rapport à la salubrité de l'air, ils demeurèrent jusqu'à la fin du mois.

habitans être sujets aux maladies de cette partie, &
ils parviennent d'ailleurs à un âge aſſés avancé.

Il eſt à-propos que ceux qui viennent aux Eaux
d'Aix, choiſiſſent, autant qu'il fera poſſible, des
chambres aſſés grandes, ſans être cependant froides,
& ſituées de façon à pouvoir être balaïées par les
vents, au moins une fois dans le jour, pour chaſſer
les exhalaiſons animales aſſez abondantes, provenans
de la ſueur cauſée par les bains ou la douche, &
de toutes autres vapeurs malfaiſantes. Après avoir
pris le bain ou la douche, il feroit dangéreux de
ſortir d'abord de la chambre, & de s'expoſer à l'Air,
principalement s'il étoit trop chaud ou trop froid,
ou que le tems fût pluvieux, à moins d'être alors
un peu plus habillé ; il faut au moins avant de ſortir, mettre un intervalle de deux heures. Les vents qui
foufflent du côté du Lac, font auſſi, par la même raiſon,
les moins ſalutaires en pareil cas, à cauſe des vapeurs
humides dont ils ſe chargent en paſſant ſur ſa ſurface ;
il convient de choiſir plûtôt ſa promenade du côté
de Chambéry, que du côté de Genève, parceque les
vents de ſud & de ſud-eſt, qui ſe font le plus
ſouvent ſentir de ce côté, traverſant des collines,
des terres cultivées & des prairies, donnent à l'Air
une qualité beaucoup moins nuiſible, & bien plus
analogue à l'effet des Eaux (f).

Les précautions à prendre pendant l'uſage des
Eaux, rélativement aux différentes qualités de l'Air,

(f) Nam ferè ventus ubique à mediterraneis regionibus
veniens ſalubris : à mari gravis eſt. Corn. Celſus, cap. 1. lib. 2.

& à leurs différens effets, font d'une importance plus grande qu'on ne penfe ; c'eft pourquoi j'ai crû qu'il étoit d'autant plus néceffaire d'entrer dans ces détails fur l'Air, que c'eft un agent qui, dans ces circonftances, frappe fans ceffe fur des corps dont la texture, prefque toujours abreuvée d'humidité par les bains ou par la douche, devient bien diffé-rente de ce qu'elle feroit dans un autre tems : il influe d'ailleurs beaucoup fur la tranfpiration, qui eft le but auquel fouvent le Médécin dirige prefque toutes fes vûës dans la plûpart des cas dont il s'agit ici : ainfi telle qualité de l'Air qui pourroit être pro-pre dans certaine période de la vie, ne convien-droit pas dans telle autre.

DES ALIMENS SOLIDES ET LIQUIDES.

ON comprend ordinairement fous le nom d'Ali-mens, & ceux qui étant folides, ont befoin d'être broyées par la maftication, & ceux qui étant pris en boiffon, n'exigent aucune préparation dans la bouche pour être avalés. De la jufte quantité, comme de la qualité des uns & des autres, dépend l'intégrité de toutes les fonctions du corps humain ; & fi l'on eft d'accord que leur choix & leur pro-portion font néceffaires dans l'état de fanté, à plus forte raifon devra - t - on convenir de cette même néceffité dans l'état de maladie. Lorfque notre corps eft fain, le mouvement ordonné des fluides & des folides détruiroit les uns & diffiperoit les autres, fi la nature, cette mère fage & prévoyante, ne nous offroit des Alimens tant folides que liquides pour réparer nos pertes ; mais quand ce corps fe trouve

affecté par le défordre qui règne alors entre ces fluides & ces folides, cette même nature nous a encore
indiqué des Alimens propres à cet état, & feuls
capables de nous rétablir : de-là il fera aifé de
conclure que les corps malades ne doivent pas fe
nourrir de la même manière que ceux qui font en
fanté, & que les Alimens falutaires aux uns, déviendroient nuifibles aux autres.

QUOIQUE la plûpart de ceux qui viennent aux
Eaux, ne fe regardent pas abfolument comme malades, il eft cependant vrai que s'ils ne fentoient quelque dérangement dans leur fanté, ils n'y viendroient
pas ; & comme les règles que je prefcris pour le
boire & le manger, font principalement pour eux,
les autres fe trouvent exempts de les fuivre. D'ailleurs il m'a paru que ceux qui viennent aujourd'hui
aux Eaux, aiment à y vivre un peu trop délicieu-
fement ; auffi ai-je fouvent obfervé que ce genre de
luxe, qui, de même que les autres, a beaucoup augmenté depuis quelque tems, ne s'accorde du tout
point avec l'ufage de ces mêmes Eaux, & empêche
fouvent leur action fur des tempéramens dont l'eftomac n'eft pas en état de digérer toutes fortes d'Alimens : il eft donc abfolument néceffaire aux Malades
de ne pas fuivre pour les alimens, le même Régime
de ceux qui font en bonne fanté.

PUISQUE la principale action des Eaux, eft de
favorifer la tranfpiration, & que les alimens en
fourniffent la matière, il eft prudent, pour en reffentir le plus grand effet, d'en faire un choix approprié. Il eft de règle générale que de quelque façon
qu'on prenne les Eaux, on doit le faire l'eftomac

vuide, ou tout au moins, lorsqu'au bout de cinq
à six heures la digeſtion eſt cenſée finie ; ſans quoi
le trouble porté dans cette fonction, dérangeroit
abſolument la machine.

ENTRE les alimens ſolides les plus communs & les
plus nourriſſans que fournit le règne végétal, le pain
de froment tient le premier rang ; mais l'uſage de
celui qui eſt bis, & qui a un jour dépuis ſa cuiſſon,
eſt ſans contredit préférable au pain blanc & frais;
les eſtomacs foibles le digéreront plus aiſément, &
il fournira une nourriture plus riche aux robuſtes : il
ſeroit encore meilleur, ſi on n'y mettoit que très-peu,
ou point de ſel. Les eſtomacs froids & relâchés
devront plûtôt uſer de la croute que de la mie de
pain, à moins que les dents manquent, ou ne
ſoient pas en bon état, parceque celle-ci en augmenteroit le relâchement.

LE riz eſt après le pain l'aliment le plus ſain que je
connoiſſe (g) : on le mange communément parmi
nous en ſoupe : il a l'avantage ſur les autres fari-
neux de convenir à tous les eſtomacs ; & je ne
ſaurois aſſez le conſeiller après la douche, ſurtout à
ceux qui ſont atteints de douleurs rhumatiſmales
dans les articulations ; il eſt même préférable pour
lors au vin ou au chocolat, parcequ'il fortifie en
nourriſſant, ſans porter de la chaleur comme eux.

(g) Le pain fait avec la farine de riz, ſeroit, à mon avis,
ſupérieur en bonté à celui fait avec celle de froment ; on lui
réproche, il eſt vrai, de tourner aiſément à l'acidité ; mais
ce défaut peut provenir de la mauvaiſe façon de le préparer,
comme cela arrive auſſi quelquefois au pain de froment.

D'ailleurs, les alimens pris à la cuiller, ont un avantage fur ceux qui font plus folides, particulièrement
dans les cas où il eſt béſoin de réparer immédiatement les forces, parcequ'ils fe mêlent plus promptement à la maſſe du ſang, & qu'ils ont moins béſoin de travail, de la part de l'eſtomac, pour être
digérés. Les autres ſémences farineuſes doivent,
pour la plûpart, être bannies de la nourriture de
ceux qui font aux Eaux; j'en excepte néanmoins la
ſémoule, la farine du maïs & les pâtes d'Italie;
mais ils peuvent, fans crainte, uſer de la plûpart
des légumes potagers; tels font la laituë, le pour-
pier, les épinards, les aſperges, les navets, la chicorée, &c. La ſalade convient peu avec les Eaux,
priſes furtout en boiſſon; cependant on peut fe permettre celle de creſſon de fontaine, à dîner ſeulement. Les fruits tendres, doux, de bonne ſaveur, &
qui ont acquis leur dégré de maturité, fourniront un
aliment ſalutaire à ceux dont l'eſtomac ne donne
aucun figne de foibleſſe ou de crudités acides. Ceux
au contraire qui uſeront des Eaux pour des affections
de poitrine, devront s'en abſtenir, ou, tout au plus,
pourront manger quelques poires & pommes cuites
avec du ſucre : Les fraiſes, framboiſes, & autres
fruits rouges à peu - près de même nature, doivent
être regardés comme un aliment dangéreux pour les
malades qui boivent les Eaux afin de rétablir les
fonctions de l'eſtomac, & furtout quand ils les mê-
leront avec le lait. On pourroit ſeulement leur permettre l'uſage de ces fruits, lorſqu'ils font mariés
avec le ſucre, ſous la forme de gelées, de marme-
lades, & autres de cette eſpèce. En général, quoique
la

la diéte végétale foit la plus faine, cependant, comme
relâchante & raffraîchiffante, elle ne doit point
abfolument être celle des malades, dont le fyftème
nerveux & vafculeux eft affoibli, & qui prennent la
douche dans le deffein de le fortifier.

DANS le règne animal, comme dans le végétal, il y
a différentes fortes d'alimens : les quadrupédes, les
volatiles & les poiffons, offrent chacun le leur.
Parmi les quadrupédes, le bœuf, le veau & le mouton
font ceux dont il convient plus particulièrement de
fe nourrir : le bouillon doit être fait avec du bœuf,
un peu de veau & la moitié d'une volaille, furtout
pour ceux qui en prennent à la fortie du bain ou
de la douche ; on peut y jetter quelques plantes,
afin de lui donner plus de goût, & le rendre en
même tems plus médicamenteux : telles font les raves,
le cerfeuil, les navets, poiréaux, &c. Le bœuf
bouilli eft une nourriture dont les malades ne devront
ufer que très-fobrement, parceque la coutume de le
trop faire cuire, n'y laiffe que la partie fibreufe la
plus groffière & dénuée de tout fon fuc; & que
pour lors, fe digérant difficilement, il ne produit que
des vifcofités. Le veau & le mouton rôtis feront la
nourriture la plus faine pour les différens cas, &
en même tems la plus agréable aux différens tempé
ramens. Les viandes falées, furtout celle de porc,
doivent totalement être excluës de la table de ceux
qui prennent les Eaux : Cette dernière eft particulièrement dangéreufe dans les douleurs de goutte, de
rhumatifme, & dans les maladies de la peau, parcequ'elle diminue la tranfpiration, & fournit un
chyle épais & vifqueux, qui augmenteroit le levain

F

de ces maladies. Quant au gibier quadrupéde, il n'y a guères que le liévre rôti, & principalement le lévreau, dont on puisse faire usage en pareille circonstance.

Les volatiles sont une classe du règne animal, dont la chair l'emporte de beaucoup sur celle des quadrupédes, pour la délicatesse : elle est, à la vérité, moins nourrissante ; mais aussi elle a l'avantage de se digérer plus aisément. Il n'y aura donc aucun aliment plus salutaire pour ceux qui sont aux bains, que la chair des oiseaux domestiques. Les dindonneaux, les poulets & pigeons rôtis, les poules grasses au pot, sont ceux qui fourniront un suc des plus doux & des plus restaurans, & procureront le meilleur chyle. Les œufs frais de poule, qu'on doit regarder comme une lymphe animale, dont la substance gélatineuse est la matière prochaine de la nutrition, sont l'aliment le plus excellent, quoique le plus commun ; on les préfére, de quelle façon qu'on les mange, à tous les autres œufs connus : cependant ils ne conviennent jamais mieux, que lorsqu'ils sont légèrement cuits à la coque; c'est alors la nourriture la plus facile à digérer pour qui que ce soit, & surtout pour les convalescens. Les autres oiseaux sauvages, connus sous le nom de gibier, tels que la perdrix, la caille, la grive, l'alouette, &c. fournissent un mets très-délicat, mais qui flatte plus qu'il ne nourrit : ils sont plûtôt faits pour garnir la table des gens sains ou des riches, que pour celle des malades.

Les poissons, qui forment la troisiéme classe du règne animal, procurent un aliment qui nourrit plus que les végétaux, rélativement à la plus grande quantité d'huile qu'ils contiennent ; mais ils font moins nourriffans que les volatiles & les quadrupédes. Le poiffon plaît généralement à prefque tous les malades ; & il y a peu de pays auffi abondant en poiffon d'eau douce, & où il foit d'un goût auffi délicat, qu'en Savoye ; la confommation qui s'en fait à Aix, pendant le tems des Eaux, eft prodigieufe (h) : cependant, parmi le nombre, on préférera ceux dont la chair eft facile à digérer ; tels font la truite, la perche, la lotte, l'ombre & le brochet ; on peut y joindre la laitance de carpe ; nourriture très-falutaire, furtout pour les convalefcens & les eftomacs délabrés. Les autres poiffons, tels que l'anguille, la carpe, la tanche & la brame, font moins fains, parcequ'ils fourniffent des humeurs groffières & visqueufes. D'ailleurs il n'en eft pas des poiffons comme des oifeaux & des quadrupédes ; plus ceux-ci font jeunes, plus ils font recherchés ; ceux-là font, au contraire, préférables lorfqu'ils font vieux, gros, & furtout quand ils n'ont pas le goût de la vafe : mais comme aucune chair ne fe corrompt auffi promptement que celle des poiffons, il faut avoir grand foin de ne pas les garder longtems ; ils déviendroient alors un aliment des plus dangéreux.

(h) Le Lac du Bourget, qui n'eft pas éloigné de plus d'une demi-lieuë, en fournit abondamment de toute efpèce, & entr'autres une appellée *Lavaret* : c'eft un poiffon de très-bon goût, & qui ne fe rencontre point ailleurs : on a même effayé d'en tranfporter dans le Lac de Genéve, & dans plufieurs autres rivières, étangs & lacs pour le faire multiplier, & jamais on n'a pû y réuffir.

F 2

PARMI les alimens liquides naturels, l'eau tient, sans contredit, le premier rang. Comme c'est la boisson la plus universellement répanduë (i), elle est aussi de toutes la plus convenable pour l'entretien de la santé (k) : Toutes les autres boissons sont alté- rantes, tandis que celle-ci nourrit & posséde plu- sieurs bonnes qualités : Elle aide puissamment à la di- gestion par sa vertu dissolvante ; & l'on peut sur ce point consulter les buveurs d'eau. Les malades qui seront aux Eaux d'Aix pour des affections rhuma- tismales, goutteuses, cutanées, de même que pour celles de poitrine & plusieurs autres, dans lesquelles il seroit dangéreux de porter du feu & de l'irrita- tion, ne doivent se permettre que l'eau pure, pour seule & unique boisson, ou mêlée avec du sucre ou du bon miel, ou, tout au plus, un tiers de vin sur deux tiers d'eau. En général, on s'en trouvera bien de s'en tenir à l'eau, pourvû qu'on en prenne peu-

___

(i) Les Nations qui n'ont que l'Eau pour unique boisson, sont infiniment plus nombreuses que celles qui boivent du Vin. L'Auteur de la nature a abondamment pourvû toutes les ré- gions connuës de l'une, il n'en est pas de même de l'autre ; la plante qui porte le raisin, ne fructifie que sous certains climats, comme bien d'autres plantes utiles à notre conserva- tion ; celle-ci nous avoit sans doute été donnée pour réparer nos forces, & nous soutenir dans le besoin, & non pour en faire un abus journalier, qui, par-là même, est devenu la cause d'une infinité de maux, tant dans le moral, que dans le physique.

(k) On a cherché pendant longtems un remède universel; l'Eau est la seule substance qui puisse mériter ce titre : Elle convient, dit Frédéric Hoffman dans sa Dissert. parfaitement à toute sorte de constitutions, & à toutes sortes d'âges & de tems.

à-peu l'habitude ; j'en excepte cependant les eſtomacs foibles, délicats, & les tempéramens pituiteux.

DE toutes les liqueurs fermentées, le vin eſt la plus agréable & la plus ſaine (*l*) ; c'eſt une boiſſon que prennent avec plaiſir preſque tous ceux qui la con- noiſſent ; je ne penſe même pas qu'on doive l'inter- dire aux malades, lorſqu'ils en uſent avec modéra- tion : il ſera ſurtout très - ſalutaire à ceux qui pren- nent la douche & les bains ; il fortifiera leur eſto- mac, ranimera les forces dans l'inſtant, & favoriſera la tranſpiration. C'eſt le vin d'Alicante qui convient le mieux dans ces cas ; & à ſon défaut, on choiſira quelque autre vin vieux du païs, & bien mûr (*m*). Quant aux autres malades, qui font un uſage journa- lier du vin, ils doivent toujours, dans leurs repas, le mêler avec l'eau ; la proportion de ce mélange ne peut être fixée que ſur la qualité du vin, l'habitude, l'âge, la conſtitution, le ſexe, la ſaiſon & le climat. Les vins blancs devroient être généralement préférés aux rouges, parcequ'ils paſſent plus aiſément par la voie des urines ; mais les uns & les autres ne doi- vent point être de l'année. Ceux qui prendront les Eaux contre des toux opiniâtres, des commencemens de phtyſie, & contre la goutte, doivent s'en priver,

_____

(*l*) Je ne fais point ici mention du Cidre ni de la Biére, les Malades ne devant pas en uſer en pareilles circonſtances.
(*m*) Quoique la Savoye ſoit coupée par des montagnes, elle n'en eſt pas moins un pays très - fertile & abondant en bons Vins ; tels ſont autour de Chambéry ceux de Montmeillant, de Chautagne, de Maretet, de Crouet, St. Jean de la Porte, Monterminoz, & pluſieurs autres, dont l'énumération ſeroit trop longue.

surtout pendant leur usage : il n'en sera pas de
même de ceux qui sont atteints de paralysie, ou autres
maux dépendans d'une atonie dans les nerfs ; le vin
chez eux réveillera la circulation presque toujours
languissante, redonnera du ton aux fibres nerveuses,
& procurera une plus grande sécrétion d'esprits animaux.

Le chocolat préparé à l'eau , au lait ou à la crème,
est une boisson nourrissante, très-gracieuse, & fort
en usage aujourd'hui : pour le rendre plus agréable,
on mêle avec le cacao plusieurs sortes d'aromates,
comme la canelle, la vanille, l'ambre - gris, &c.
mais cette méthode, en flattant le goût, devient des
plus pernicieuses pour la santé : on doit préférer la
plus simple, celle où il n'est composé qu'avec le
sucre ; le chocolat est alors stomachique, pectoral &
propre aux personnes foibles : Je ne saurois assez le
conseiller de cette façon à la sortie de la douche &
du bain, surtout étant fait à l'eau : Ceux au contraire qui seront affectés de maux de poitrine, ou
dont les fibres sont rigides & aisées à émouvoir,
doivent le prendre au lait ou à la crème.

Quant au caffé , les différens maux causés par
l'abus général qu'on en fait presque partout, & dans
tous les états, sont suffisans pour prouver ses qualités nuisibles : on auroit moins recours à cette boisson,
si on étoit plus sobre ; mais comme ceux qui useront
des Eaux d'Aix, seront en même tems obligés de
vivre de régime ; ils n'auront pas besoin d'elle contre
les indigestions, les maux d'estomac & les pésanteurs
de tête. Cependant , pour accorder quelque chose
à l'habitude , ceux qui en prennent ordinairement

le matin, le corrigeront avec beaucoup de lait ou de crème & le sucre. On doit absolument se priver de celui qui sera fait à l'eau ; on peut, tout au plus, le permettre une ou deux fois dans la semaine, comme médicament, à ceux dont les humeurs croupissent & circulent avec peine, comme dans les affections soporeuses chez les paralytiques, les tempéramens gros, gras ou pituiteux.

Il seroit hors de propos de parler des différentes liqueurs spiritueuses ; personne n'ignore combien elles sont faites pour abréger les jours des gens en santé, à plus forte raison de ceux qui ne viennent aux Eaux que pour la rétablir. Quant aux liqueurs rafraîchissantes; l'orgeat, la limonade, l'eau de groseille & le syrop de vinaigre, sont les seules dont on puisse user sans crainte ; mais il faut s'en abstenir dans le tems de la digestion, parcequ'elles dérangent particulièrement cette fonction. Les glaces surtout seront pernicieuses à ceux qui usent des Eaux en boisson, & aux estomacs froids & remplis de glaires; elles sont lourdes, occasionnent l'engourdissement de ce viscère, & ôtent à sa membrane veloutée sa sensibilité, & aux sucs gastriques toute leur énergie. Les boissons acidules devront aussi être interdites à ceux qui boiront les Eaux coupées avec le lait, crainte de le faire cailler.

Il restoit enfin à dire quelque chose sur les alimens composés & assaisonnés, dans lesquels les trois règnes paroissent se confondre : De ce nombre sont la pâtisserie, qui est très-difficile à digérer; les ragoûts; & tous les autres mets que la délicatesse & la gourmandise ont inventé : mais comme il n'est pas pos-

fible d'en bannir totalement l'ufage, j'avertis ceux
furtout qui boiront les Eaux pures ou coupées avec
le lait, de fe tenir en garde contre ces fortes d'alimens, dont les parties actives feroient immédiatement portées, avec le liquide minéral, dans la maffe
des humeurs. Les autres qui prendront la douche
& fe baigneront, devront auffi obferver beaucoup
de fobriété fur tous ces différens apprêts, qui, excitant l'appétit, engagent à manger beaucoup plus :
alors la digeftion fe faifant en différens tems, à caufe
de la différente nature des alimens, il en réfulte
néceffairement des troubles dans l'eftomac & dans
toute l'économie animale (n).

Le lait, confidéré comme boiffon alimenteufe, auroit dû trouver place dans cet Article; mais comme
on en a fait mention dans celui où eft indiquée la
manière de boire les Eaux, je n'ai pas crû devoir
particulièrement en parler : ce fujet d'ailleurs paroît
plûtôt appartenir à ce qu'il convient d'obferver lorfqu'on ufe de la diéte laiteufe pour toute nourriture.

Du Mouvement et du Repos.

SI le Mouvement eft le principe de notre vie, il
l'eft auffi de notre deftruction. Qu'un corps animé
fe meuve & s'exerce au-delà de fes forces; il tombe
dans la langueur & l'abbatement, il dépérit à vûë
d'œil ; & la déperdition excédant la réparation, il

(n) Eft autem prava victûs ratio, cùm varios & diffimiles
interfe cibos immittit : diffimilia enim feditionem excitant, &
alia citiùs, alia tardiùs concoquuntur. Hypocrat. Lib. de Flatibus.

s'éteint peu à peu & finit. Que ce corps, au contraire, demeure dans l'inaction; la péfanteur s'empare de tous fes membres, ils s'engourdiffent; les articulations fe rouillent pour ainfi dire ; le cœur n'a plus la force de pouffer les liqueurs déja prêtes à s'arrêter : la mort arrive enfin, & termine le tout. Un jufte milieu entre le mouvement & le repos, eft donc la règle qu'on doit fuivre pour maintenir la fanté; mais cette règle doit être différente, fuivant que le corps eft fain ou malade. Et comme l'exercice d'un homme bien portant, ne peut jamais être celui d'un homme dont le corps eft affecté; c'eft ce dernier feul qu'il convient ici de confidérer.

Tous ceux qui feront à l'ufage des Eaux thermales, doivent faire de l'exercice, aucun ne peut en être excepté (o); mais il faut le proportionner au genre de maladie, & à la manière d'ufer des Eaux (p): Ceux qui ne les prennent qu'en boiffon, font furtout plus obligés de fe promener, en bûvant, que les autres.

(o) Il y a une forte d'exercice, même pour ceux qui font perclus de leurs membres ; les voitures, les chaifes-à-porteurs, les litières pour le déhors, & les chaifes ou fauteuils à roulettes pour le dedans, font autant de moyens propres à fuppléer au défaut de leurs jambes ; ce doux mouvement eft pour eux & pour les vieillards, ce que font l'équitation, la promenade, & la paume pour les adultes & les gens qui fe portent bien.

(p) Il feroit à fouhaiter que l'on conftruisît à Aix un édifice fpacieux pour les Bains, dans lequel il y eût en même tems un endroit commode, où ceux qui ne font que boire les Eaux puffent fe promener & les rendre, à l'abri de la pluie, du froid & du foleil, lorfque le mauvais tems ne permettroit pas de les prendre en plein air ; la fociété & la gaieté qu'on y trouveroit, ne contribueroient pas peu à augmenter les bons effets qu'elles doivent produire.

La légère fécouffe qu'éprouve l'eftomac par le mouvement, augmente fon action fur les Eaux, & en facilite
le paffage dans le fang : il faut que cet exercice foit
doux, fans qu'il en naiffe de la fueur; il doit être fait
en rafe campagne, à moins que le tems ne foit pas
propre à fortir : on fe contentera, pour lors, de la
promenade dans fa chambre (q). L'équitation, pendant une heure ou deux le matin, eft encore un genre
d'exercice très-favorable, foit après avoir bû les Eaux,
foit avant (r) ; de même qu'après ou avant le bain & la
douche : c'eft même celui auquel je donnerois la préférence.   Ceux qui feront à Aix pour des maux
de poitrine, des affections vaporeufes & hypocondriaques, & pour des obftructions, doivent furtout choifir
l'exercice du cheval, parcequ'il balotte davantage tous
les vifcères, & qu'en accélérant la circulation des
humeurs, il défobftrue les petits vaiffeaux, procure un
frottement affez fenfible des habillemens fur toute la
peau, & augmente par-là beaucoup la tranfpiration.

LES perfonnes foibles, ou dont les incommodités
empécheroient de prendre l'exercice du cheval ou de
la promenade à pied, peuvent fe procurer le mouvement des voitures roulantes ou des chaifes à por-
teurs : Cette efpèce d'exercice convient mieux au fexe,
que celui du cheval, & a beaucoup plus de rapport
à la délicateffe de fa conftitution.   D'ailleurs, comme

(q) Genera autem geftationis plura funt : quæ adhibenda funt
& pro viribus cujufque, & pro operibus. *Corn. Celf. Lib.* II.
cap. 15.

(r) Lenis deambulatio ventriculo ; equitatio capiti & mefen-
terio conducit. *Bagliv. fpecim. de fibr. motr.*

le lac du Bourget est assez proche d'Aix, il me paroît
que ceux qui sont aux Eaux, pourroient encore y jouir
d'une autre sorte d'exercice; je veux dire, du mouvement doux de navigation sur des batteaux conduits
à force de rames; car, quoique le corps n'y paroisse
employer aucune de ses puissances; cependant il n'est
pas douteux qu'il participe à ce léger balancement
qu'occasionne l'agitation de l'eau, qui, joint à l'amu-
sement de la pêche & au bon air qu'on y respire,
ne laissera pas de faciliter le libre cours des liqueurs,
qui croupissent dans les petits vaisseaux (s). Enfin,
si on ne pouvoit faire aucun de ces exercices, on y
suppléeroit par des frictions: ce genre d'exercice, si
usité des anciens, surtout lorsqu'ils sortoient du bain,
est presque totalement abandonné parmi nous; il est
cependant d'expérience, que c'est un moyen très-
salutaire, & qui procure, à peu de chose près, le
même effet que les exercices les plus ordinaires (t):
On se sert à cet usage d'un linge doux, ou d'une
flanelle, ou mieux encore d'une brosse à l'Angloise,
dont le poil ne soit pas bien fort. Ces frictions se font
le matin & le soir, pendant environ un quart-
d'heure, à la sortie du lit, après le bain ou la douche,
sur toute l'habitude du corps, principalement sur le
bas-ventre, le long de l'épine du dos, & sur la partie
la plus charnuë des fesses. Les frictions, en irritant
la surface de la peau, déja disposée par les bains & la

_____

(s) Gestationum levissima est navi, vel in portu, vel in flu-
mine, vel-lectica, aut scamno. *Celf. lib. II. cap. XV.*
(t) Frictione, si vehemens sit, durari corpus: si lenis, molliri:
& multa, minui: si modica, impleri. *Hypp. VI. epid.*

douche, déboucheront l'orifice des vaisseaux cutanés, augmenteront la circulation du sang, qui sera elle-même suivie d'une excrétion plus abondante de l'insensible transpiration, & faciliteront la pénétration des molécules médicamenteuses des Eaux thermales.

Le Repos n'est pas moins utile que le mouvement, à ceux qui prennent les Eaux. Il est des règles à observer dans cet état d'inaction, comme dans le contraire : Cependant, pour ne rien avancer de contradictoire, il faut entendre par *Repos*, ce tems nécessaire, au corps surtout malade, pour la réparation des pertes qu'il a pû faire : Et quoique l'exercice ait été ci-devant expressément recommandé, on sent parfaitement, que sans un repos pris dans les tems convenables, l'intégrité & le libre jeu des fonctions ne pouvant subsister, l'épuisement suivroit bientôt. C'est pourquoi, après avoir bû & rendu les Eaux, on doit se retirer, changer de linge, si la promenade avoit excité un peu de moiteur ; & tâcher ensuite de se récréer par la lecture, ou par la société des personnes enjouées (*u*). Quand on use des bains ou de la douche, l'un & l'autre exigent le repos, au moins pendant trois quarts-d'heure au lit, afin de réparer les forces qui peuvent avoir diminué, & pour se mettre en état de continuer les Eaux. Enfin, la nature, mieux que tout ce que l'art pourroit ici prescrire, indique que le repos & la tranquilité doivent nécessairement suivre le mouvement & l'agitation

---

(*u*) Semper autem post cibum conquiescere, ac neque intendere animum, neque ambulatione quamvis leni dimoveri. *Cornel. Celf. lib.* **I.** *cap. VI.*

que caufe leur ufage , pour recouvrer cet équilibre qui conftitue la fanté.

DE LA VEILLE ET DU SOMMEIL.

La Veille & le Sommeil font deux objets qui appartiennent de fi près au mouvement & au repos, qu'il n'eft guères poffible de parler de l'un, fans toucher à l'autre. Cependant, quoiqu'on puiffe, en quelque manière, comparer le fommeil au repos, & la veille à l'exercice ; il fera toujours vrai de dire que le fommeil eft cet état dans lequel les forces du corps fe réparent avec beaucoup plus d'efficacité & de promptitude, que par le repos ; & que la veille eft celui où toutes les fonctions, tant de l'ame que du corps, étant dans un exercice continuel, il fe fait une très-grande diffipation des fucs nourriciers & de l'efprit vital. Au refte, cette caufe conftante, qui fait alternativement fuccéder, chez tous les animaux, le fommeil à la veille, & la veille au fommeil, en prouve affez la douce néceffité, pourvû toutefois que l'un & l'autre foient refferrés dans de juftes limites.

La durée du fommeil ne doit pas être égale pour tous les individus ; il faut qu'elle foit déterminée fuivant la conftitution, l'âge, le fexe, la faifon, le climat & l'habitude (x) : Et comme les perfonnes foibles & malades ont béfoin de dormir plus long-tems que celles qui font fortes & qui ne fouffrent

---

(x) Sed quoniam coctio non pari tempore in omnibus abfolvitur ; fomnus idcircò longior vel brevior effe debet. *Barthol. Perdulcis Hygien. lib. IV. cap. V.*

aucune incommodité ; il convient donc d'en régler
le tems & la longueur pour ceux qui uferont des
Eaux. En général, leur fommeil ne doit pas excéder
huit à neuf heures ; les femmes peuvent cependant
s'y livrer un peu plus longtems que les hommes :
ceux qui prennent feulement les bains ou les Eaux
en boiffon, doivent fe contenter d'un fommeil mo-
déré ; c'eft-à-dire, environ de fept heures : ce tems
doit furtout être celui des malades qui font aux Eaux
pour des paralyfies, des tremblemens de nerfs &
des fuites de coups d'appoplexie ; de même que celui
des femmes vaporeufes & des hommes hypocondres,
parceque les uns & les autres ont le plus fouvent
une foibleffe & un relâchement dans les folides, &
dans les liquides un épaiffiffement & une difficulté
de circuler, qu'augmenteroit encore un fommeil
plus long. La modération dans le fommeil augmente
l'infenfible tranfpiration, procure une meilleure digeftion, parceque les alimens ne croupiffent pas dans
l'eftomac, & les actions vitales en acquiérent plus
de force & plus d'énergie.

Le fommeil doit être plus long quand on prend la
douche, parceque ce remède caufe quelquefois un
peu de laffitude, & diminue les forces au bout d'un
certain tems. Il fera donc très-utile de dormir environ une heure à la fortie du bain, & furtout après
la douche. Le fommeil, après le dîner, étant mal-fain
dans nos climats tempérés (y), je crois qu'il feroit

_____

. (y) Nam fomnus diurnus coctionem minimè complet, ob idque ructum acidum, & flatum gignit, appetentiam prosternit,
cerebrum opplet vaporibus, ideòque capitis dolorem, fluxio-
nes, fegnitiem, & febres invehit. *Ex Paulo cap. 97. lib. 1.*

nuifible pendant l'ufage des Eaux, à moins que la chaleur du jour ne fût exceffive, ou qu'on en eût contracté une habitude qui eût dégénéré en néceffité :
Ce tems, au contraire, uniquement deftiné à la digestion, doit être employé à jouir de la récréation que
procure la fociété ; il prendroit d'ailleurs fur celui
de la nuit fuivante ; ou bien la fomme totale du
fommeil dévenant trop longue, rendroit le corps
lourd, le relâcheroit, & procureroit peut-être une
tranfpiration trop abondante, qui eft furtout nuifible
à ceux dont la poitrine eft affectée (z).

De quelque façon dont on ufe des Eaux, il eft
effentiel de peu fouper, & de mettre au moins une
heure & demi d'intervalle jufqu'au coucher, fi l'on
veut que le fommeil foit doux & tranquile, qu'il
ne foit point accompagné de ces fueurs incommo-
des, ni fuivi le matin de péfanteur de tête, ou de
mauvais goût à la bouche. De-là vient que fouvent
les bains, la douche, ou la boiffon des Eaux, bien
loin d'être falutaires, déviennent, au contraire, très-
dangéreux par la fuite, en entraînant, dans la maffe
du fang, un chyle mal élaboré, qui, fe mêlant aux
Eaux, empéche ou retarde le bon effet qu'elles devroient procurer.

Puisque c'eft dans l'état de veille que nous dépen-
fons le fuc nerveux néceffaire à toutes nos opérations, il eft donc de la dernière importance de
ne pas outre-paffer les bornes de cet état. Car parmi

(z) Nam æquè noxius eft fomnus abondans, ac labor exce-
dens. *Bagliv. differt.* 4. *de fanguine & refpiratione.*

la multitude de caufes qui concourent à la deftruction
du corps humain, je n'en connois point de plus forte,
& qui le mine auffi fourdement, que la veille trop
prolongée ; elle caufe aux fibres une tenfion démé-
furée, allume dans le fang un feu qui le met dans
une fituation voifine de la fiévre, & conduit enfin au
point de perdre totalement le fommeil (a). Je fais
que la veille a le plus fouvent des attraits qui font
oublier fes pernicieux effets, & qu'on s'y livre avec
d'autant plus de plaifir, qu'on eft hors d'état de
réfléchir à l'altération qui la fuit : Mais on n'eft
pas longtems à s'appercevoir que l'on paye bien ché-
rement ce plaifir, par la perte des forces, & par
les autres infirmités qui en font inféparables. Ceux
qui feront aux Eaux, doivent donc particulièrement
faire attention à ce point; la veille leur déviendroit
plus pernicieufe qu'aux autres, & que dans tout
autre tems : ils ne s'écarteront jamais du but de la
nature, & du régime qui leur eft propre, s'ils ne
veillent pendant le jour, & ne dorment pendant la
nuit, que le tems fixé ci-deffus, pour les différentes
circonftances où chacun d'eux fe trouvera pendant
leur ufage.

DES EXCREMENS ET DES RECREMENS.

S'IL ne fe faifoit aucune féparation de tous les
alimens que prend le corps pour fa nourriture, il
fuccomberoit bientôt à cette furchage : Pour maintenir

(a) Quod fi vigilia modum excedat, calamitofa eft, quia corporis habitum digerit & deficcat, ideòque ficcis naturis adverfa-
tur. *Hypp. de rat. vict.*

son harmonie , il a fallu néceſſairement que les parties
les plus groſſières , qui ſe ſeroient corrompuës par le
long ſéjour , & qui ne pourroient ſervir à ſon ac-
croiſſement , après avoir abandonné les nourricières,
fuſſent chaſſées du corps par des voies particulières (b) :
De-là vient la diſtinction que mettent les Médécins
entre les excrémens & les récrémens : Ceux-ci , dont
il ne doit pas être queſtion, ſont des humeurs qui,
ſéparées dans certains organes, rentrent dans la maſſe
du ſang , après avoir ſervi à différens uſages extérieurs : telles ſont la bile & les autres liqueurs diges-
tives. Ceux-là , au contraire , que leur nom ſeul fait
aſſez connoître , & dont il eſt néceſſaire de parler
rélativement à l'uſage des Eaux , ſont les matières
fécales, les urines, l'humeur de la tranſpiration, la
ſalive, le mucus des narines & la cire des oreilles;
le ſang menſtruel chez les femmes , & la liqueur
ſéminale dans l'un & l'autre ſexe (c).

Il eſt eſſentiel de rendre les excrémens & les urines
avant d'entrer au bain ou à la douche ; & comme
l'un & l'autre ôtent ſouvent la liberté du ventre , il

(b) Ideòque ut ſalubriter corpus habeat , excrementa ex-
cludenda ſunt. *Galen. lib.* 1. *de ſanit. tuend.*
(c) La ſalive & ces deux dernières humeurs me paroiſſent être
mixtes ; c'eſt - à - dire , récrémentitielles & excrémentitielles
tout-à-la-fois : la ſalive rentre dans le corps , en ſe mêlant
aux alimens pour commencer leur diviſion & l'atténuation de
leurs parties dans l'eſtomac ; & elle eſt rejettée dans tout autre
tems , ou lorſqu'elle eſt trop abondante. La liqueur ſéminale
eſt réſorbée dans la maſſe du ſang , lorſqu'elle ne ſort pas du
corps pour la génération du fœtus ; & le ſang menſtruel en
doit ſortir , quand il ne ſert pas à ſa nourriture dans le tems de la
groſſeſſe.

convient de fe la procurer au moins tous les deux
jours, en recourant à l'art, fi la nature n'y fupplée pas.
Un lavement avec les Eaux mêmes, qui fe trouvent précifément au dégré de chaleur convenable,
eft fuffifant pour remplir cette indication; on le prend
la veille, ou immédiatement avant la douche ou
le bain. Les perfonnes hypocondriaques, furtout, ne
doivent pas, en ufant des Eaux, laiffer croupir les
excrémens dans les inteftins, s'ils veulent fe délivrer
des vents, de chaleurs d'entrailles, de ces vapeurs
qui leur montent rapidement à la tête, & de plufieurs
autres maux femblables. Si les Eaux prifes en boiffon ou en bains, rendoient, au contraire, les felles
molles ou trop fréquentes, en caufant trop de relâchement; on peut, après avoir bû les Eaux, ou en
fortant du bain, ou mieux encore la veille, prendre
du quinquina en poudre, à la dofe de vingt, trente
ou quarante grains, fuivant le cas, auquel on ajoutera
quelque peu de limaille de fer porphirifée, ou de
la magnéfie blanche; pourvû néanmoins que l'un &
l'autre ne foient point contre-indiqués d'ailleurs.

QUE les urines foient plus abondantes & plus fréquemment renduës en bûvant les Eaux ou en fe baignant; rien n'eft plus naturel. Qui eft-ce qui ne
fait pas que le propre du bain & de la boiffon des
Eaux, eft d'augmenter la fécrétion de cette humeur?
Il n'en eft pas de même pour les perfonnes qui
prennent la douche; comme elle favorife beaucoup
la tranfpiration, les urines chez eux doivent néces-
fairement être en plus petite quantité, vû le grand
rapport qu'on obferve conftamment entre leur excrétion & celle de la matière perfpirable. Ainfi, pour

juger avec précifion, par les urines, du paffage des
Eaux prifes en boiffon, il faut favoir fi cette excrétion
dans tel individu, étoit naturellement abondante,
ou non, avant leur ufage, parcequ'il feroit peut-être
alors plus avantageux, ou de les rendre plus diuréti-
ques, en les mêlant avec du petit-lait, y ajoutant
quelques fels, comme le nitre, le tartre vitriolé, le
criftal minéral; ou d'en diminuer la boiffon, fi avec
la difpofition naturelle de faire beaucoup d'urines, les
Eaux les augmentoient encore au point de deffécher
le fang, d'exciter une foif ardente, & d'occafionner
la maigreur, en entraînant avec elles une partie des
fucs nourriciers. La qualité & la quantité des urines
dans l'état de fanté, devront donc, en prenant les
Eaux, fervir de règle pour leur excrétion dans l'état
morbifique.

Il n'eft pas néceffaire d'avertir les perfonnes du
fexe, de fufpendre tout ufage des Eaux pendant l'é-
coulement des règles; c'eft une circonftance qu'on doit
toujours refpecter, & qui l'a toujours & de tout tems
été par les différentes fectes de Médécins (d). Les Eaux
prifes fimplement en boiffon, ou coupées avec le lait,
font la feule manière qui puiffe être permife alors,
moïennant toutefois qu'elles n'augmentaffent pas le flux
périodique, en quantité ou en durée, au point d'affoi-
blir. On ne doit pas penfer de même pour la douche
& les bains chauds ou tiédes; ces remèdes étant de
beaucoup plus actifs que la fimple boiffon des Eaux,

─────────────────────────

(d) Uterus fexcentarum ærumnarum caufa. *Democrit. ad
Hyppocrat. de naturâ humanâ.*

pourroient, foit en détournant ce fang de fa voie naturelle, le poufler vers le lieu de moindre réfiftance,
& caufer une inflâmation dans des parties eflentielles
à la vie; foit en augmentant la vélocité & l'abondance
du fang dans la matrice, y attirer la phlogofe, ou faire
dégénérer en perte fanguine l'écoulement menftruel.
Ce précepte doit non-feulement s'appliquer au tems
que coulent les règles, mais encore à celui où elles
font imminentes, & plus particulièrement pour les
femmes & filles pléthoriques, parcequ'alors le fang
doit regorger de tout côté. Ce qu'on prefcrit rélativement aux règles chez les femmes, doit s'entendre
pour le flux périodique ou non périodique des hémorroïdes chez les hommes : Cette évacuation dans
ces derniers, eft, comme dans les premières, la bous-
fole de leur fanté; & l'expérience prouve chaque jour,
combien il réfulte de maux de ces excrétions intercep-
tées, retardées ou diminuées. Au refte, les uns &
les autres pourront reprendre l'ufage des Eaux, dès
que ces écoulemens auront totalement cefsé.

La fécrétion de l'infenfible tranfpiration étant constamment une des plus importantes, elle le dévient
encore davantage pendant l'ufage des Eaux, puisqu'une de leurs principales qualités eft de poufler les
humeurs à la peau : Ainfi, lorfque les Eaux, prifes en
boiffon, procureront une douce tranfpiration, il faut
fe garantir de l'air frais, & changer de linge, dès
qu'on s'appercevra que la moiteur commence à cefser.
En général, l'excrétion de cette humeur dévenant néces-
fairement moindre pour ceux qui boivent les Eaux (e),

(e) Quantitas perfpirationis infenfibilis aliquam varietatem paon peut facilement, au cas que cette diminution apportât quelque dérangement aux personnes chez qui surtout elle seroit naturellement abondante, on peut, dis-je, y suppléer par un doux exercice ou par des frictions légères, faites avec une flanelle, en sortant du lit & en y entrant ; ou plûtôt par quelques bains tiédes, pris à des intervalles égaux. Cette méthode mise en usage pendant qu'on boit les Eaux, & même quelque tems après avoir fini de les boire, réparera la quantité de la transpiration, supprimée par leur boisson, & remettra ainsi, peu à peu, le corps dans son premier état d'équilibre.

C'est surtout pendant qu'on prend les bains où la douche, qu'il faut avoir égard à la transpiration : les bains la favorisent par la qualité sulfureuse des Eaux mêmes ; ils relâchent le tissu de la peau, dilatent les pôres, & accélérent le mouvement du sang. Il seroit donc dangéreux de prendre une nourriture trop rafraîchissante, de s'exposer, au sortir du bain, à un air frais, & à toute autre cause qui pourroit la diminuer ou la supprimer, surtout si les maux pour lesquels on prend les bains, demandent une excrétion de cette humeur, plus grande que dans l'état de santé. Il ne seroit pas moins nuisible de l'augmenter par des bains trop fréquens, ou de trop longue durée, en usant de boissons ou d'alimens trop échaufans, en respirant un air trop chaud, & faisant de violens exercices. L'épuisement & la foiblesse seroient

litur, pro varietate naturæ regionis, temporis, ætatis, morborum, ciborum & aliarum rerum non-naturalium. *Sanctorius aphorism.* 6. Sect. I.

alors les fuites de cette tranfpiration furabondante;
& c'eft à quoi doivent particulièrement faire attention
les perfonnes d'une conftitution délicate, & qui tranf-
pirent aifément, celles qui ont la peau blanche & lâche, & furtout les femmes & les vieillards.

COMME la douche eft un fudorifique plus puiffant
que les bains, fon ufage doit encore exiger plus de
foins, rélativement à fon effet. L'expérience d'ailleurs fait voir que la douche, prife fur toute l'habitude
du corps, excite une fueur beaucoup plus abondante,
que celle qui fe prend fur une feule de fes parties:
L'orifice des petits vaiffeaux qui donnent iffuë à la
matière de la fueur, étant alors plus dilaté, que lorfqu'ils ne laiffent échapper que celle de l'infenfible
tranfpiration; il eft de la dernière importance de fe
garantir tout le corps du froid & de l'humidité:
La plus petite diminution dans cette évacuation aggra-
veroit, à coup fûr, le mal pour lequel on prend la
douche, ou en retarderoit la guérifon. Pour entretenir
cette difpofition à la moiteur, qu'on tâche de procurer, on peut porter, immédiatement fur la peau, des
camifoles d'une légère flanelle d'Angleterre, ou bien
tenir plus chaudement que les autres la partie foumife
à la douche. D'après les Obfervations de Sanctorius,
faites pendant trente ans fur une balance, de huit
livres d'alimens pris dans un jour; il s'en évapore
environ cinq livres par l'infenfible tranfpiration: de
combien à plus forte raifon cette quantité n'augmen-
tera-t-elle pas, lorfqu'elle fera jointe à la fueur que
provoque la douche (ƒ)? Afin donc de maintenir

(ƒ) Invifibilis perfpiratio fit vifibilis, vel quando nutrimentum
eft nimium, vel ob motum violentum. *Sanct. aphor. 22. fect. 1.*

la machine dans un certain équilibre, & que le sang puisse fournir une matière suffisante à cette évacuation, il faut en même tems que la nourriture soit de bon choix & succulente; sans quoi la déperdition excédant la réparation, le corps tomberoit dans le dépérissement, & déviendroit absolument incapable de soutenir le remède & de surmonter la maladie. D'ailleurs, si on observe que longtems après la douche, le tissu de la peau lâche encore, ne se resserre pas tout-à-coup, & que la sécrétion de la transpiration soit par conséquent, pendant quelque tems, plus abondante, jusqu'à ce que le ton des solides & le cours des liquides aient insensiblement repris leur état naturel; on verra qu'il importe beaucoup d'avoir égard à cette excrétion, qui est la boussole de la santé, non-seulement pendant les Eaux, mais encore après leur usage. Au reste, plusieurs petits soins, qu'il seroit superflus de détailler ici, peuvent être employés pour ce sujet avec beaucoup de succès; de ce nombre sont la propreté & le fréquent changement de linge, qui contribuent infiniment au libre cours de cette évacuation.

Quant aux humeurs excrémentitielles qui coulent de la bouche, des narines & des oreilles, il n'y a aucune règle particulière à observer ni à prescrire, relativement à l'usage des Eaux; on doit seulement alors, comme dans toute autre circonstance, éviter avec soin d'intercepter leur écoulement, de peur d'accumuler maux sur maux.

DES AFFECTIONS DE L'AME.

DEPUIS longtems l'expérience a prouvé, non seulement aux Médécins, mais encore au commun des hommes, que les affections de l'ame, *animi pathemata*, ont un pouvoir décidé sur le physique de notre corps (*g*). En vain l'on obferveroit le meilleur régime, en vain l'accompagneroit-on de l'exercice le plus fagement règlé; toute fon harmonie eft auffitôt dérangée, lorfqu'on fe livre à quelque violente affection, ou qu'on outre-paffe les bornes dans lefquelles une heureufe raifon doit toujours les maintenir (*h*). Si donc, par les fécouffes redoublées que les paffions portent à l'ame, elles ont des influences fi pernicieufes fur le corps en fanté; quels défordres ne produiront-elles pas fur des corps malades & délabrés, tels que ceux qui viennent pour ufer des Eaux? Les paffions ne caufent pas toutes le même effet dans tous les individus; il eft toujours rélatif à la conftitution particulière : & l'on fait qu'un tel chagrin ou une telle joie, fera plus ou moins d'impreffion fur tel homme, que fur tel autre. Cependant, en général, les affections fourdes, comme la trifteffe, la haine, l'envie, la jaloufie, refferrent les fibres, ralentiffent la circulation, troublent particulièrement la digeftion (*i*), & occafionnent des fpafmes & des obftructions dans les vifcères (*k*) : Ainfi, les hypo-

---

(*g*) Quo animus corpore præftantior eft, eò majorem paffionum illius habendam effe curam docet. *Galen. cap. 1. lib. de parvæ pilæ exercitio.*

(*h*) Animi autem affectus non funt omninò fupprimendi; fed neque nimis excitandi : torpor enim oritur, vel circulationis perverfio. *Boërhaave, de fanitate tuendâ. §. 1048.*

(*i*) Qui laborant animi pathemate, corripi potiffimum folent morbis ventriculi. *Bagliv. prax. medic. lib. 1. cap. 14.*

(*k*) Talium hominum morbi fanari tamen folent facilè, non quidem per nimiam remediorum copiam; fed aut per grata ami-

condriaques, les vaporeux, & ceux dont le systême
nerveux est extrèmement sensible & aisé à émouvoir,
doivent, autant qu'ils pourront, pendant l'usage des
Eaux, bannir toute idée triste & affligeante sur leur
état, ou sur tel autre sujet ; faire de l'exercice, monter
à cheval, s'amuser par la lecture & les jeux de
société, & surtout rechercher & fréquenter les personnes aimables & enjouées ; c'est le plus sûr moyen
pour se dissiper & détourner l'ame de ces sombres
objets, que nourrit toujours de plus en plus la soli-
tude (l).

Les affections vives & violentes agitent avec force
toute l'économie animale, par les impressions subites
qu'elles font sur le cerveau, dont elles changent
même quelquefois l'organisation (m) ; elles cause-
roient de funestes effets aux tempéramens bouillans
& prompts à s'enflâmer, qui prennent les Eaux en
bains & en douche ; parcequ'elles détermineroient,
de plus en plus, le cours du sang à la tête. Et comme
il est d'ailleurs prouvé que chaque fois que l'ame
est affectée de quelque passion véhémente, le corps

---

corum colloquia, aut per honesta ruris oblectamenta, & equita-
tiones frequentes, aut per vivendi normam à sagaci Medico
institutam. *Bagliv. prax. med. lib. 1. cap. 14.*

(l) Tristitia paulatim calorem intrò cogit, ob idque corpus
refrigerat & exsiccat, faciem reddit decolorem, pulsumque
imminuit propter cordis constrictionem, unde spirituum gene-
ratio prohibetur. *Bartholom. Perdulcis Hygien. lib. 4. sect. ult.*

(m) On dit que le Chancelier Bacon étoit sujet à se trouver
mal, lorsqu'il voyoit une éclipse de lune ; & *Pechlin* rap-
porte qu'une Dame, qui regardoit avec le télescope la comete de
1681, fut saisie d'une telle frayeur, qu'elle en mourut en peu
de jours. *Pechlini, observat. medic. lib. 3. observ. 25.*

tranfpire beaucoup plus, que dans le plus violent exercice ; cet excès de tranfpiration affoibliroit encore, en augmentant la jufte méfure de celle qu'on cherche à fe procurer par le moyen des Eaux. Le feul cas où il fût permis de fe livrer à une affection violente, feroit celui où l'on prend la douche à la fuite d'une apoplexie pituiteufe, ou pour une paralyfie qui en feroit l'effet, & qui reconnoîtroit pour caufe un embarras dans la circulation, & une flaccidité dans les folides : Cette violente affection de l'ame lui ferviroit alors d'aiguillon, & iroit au même but que la douche, en fouettant & brifant les humeurs, & augmentant les contractions du cœur. On devroit même agacer fouvent & irriter ces fortes de malades, au point de les mettre en colère, ou leur caufer telle autre paffion impétueufe, qui produifît le même effet, & les fît fortir de cet état d'engourdiffement, qui accompagne prefque toujours ces maladies.

ENFIN, les Eaux, au lieu de devenir un remède falutaire, ne feroient, au contraire, qu'un poifon très-dangéreux pour ceux qui, pendant leur ufage, fe livreroient aux plaifirs de l'amour, furtout s'ils font d'une conftitution frêle & délicate, ou atteints de maux nerveux. Comme il arrive quelquefois que la douche, & furtout les bains, joints à une nourriture échauffante, pourroient faire naître des défirs amoureux dans les tempéramens chauds & faciles à émouvoir, en déterminant une plus grande abondance de fang vers les organes deftinés à la génération, & augmenter leurs ofcillations : Dans ce cas, on retranchera d'abord tous les alimens chauds & trop fucculens, & on choifira un régime plus doux & plus raffraîchiffant, en l'appropriant néanmoins à la maladie pour laquelle on prend les Eaux; on mettra en outre un intervalle entre chaque bain ou chaque douche; & au lieu de les prendre de fuite, on ne les prendra plus que de deux jours l'un : on fera beaucoup d'exercice, même jufqu'à la laffitude, afin d'augmenter la tranfpiration, de déterminer, du côté de la peau, les humeurs qui auroient de la tendance à fe porter aux organes fexuels, & d'ôter, en quelque façon, une partie des forces furabondantes. Tous ces moyens peuvent fuffire pour calmer l'effervefcence du fang, augmentée par l'effet des Eaux, & par-là détourner fon orgafme des parties génitales. Les perfonnes qui feront ménacées du côté de la poitrine, & qui prendront les Eaux pour la rétablir, doivent néceffairement, pendant leur ufage, s'abftenir du coït; fon action, en ébranlant tout le fyftème des nerfs, porte fingulièrement fur cette partie : & cet acte, qui d'ailleurs femble dédaigner des corps languiffans, n'eft point fait pour s'allier avec le régime qu'il faut fuivre, quand on veut retirer des Eaux tout le fruit qu'on doit en attendre (n).

Les préceptes qu'on vient de tracer pour les perfonnes qui font dans le cas d'ufer des Eaux Minérales d'Aix, ne doivent cependant être confidérés que

---

(n) Nam venus immoderata, vel intempeftiva totum corpus rarius, frigidius, ficcius & imbecillius afficit, ob plurimam caloris & fpiritûs excretionem; hinc ftomachus debilitatur, vultus pallefcit, vifus obfcuratur, nervi relaxantur, æftus titubaut, vitalis facultas languefcit, intellectus hebefcit, memoria aboletur, fenectus & calvitium accelerantur. *Aëtius.*

comme des règles générales, qui peuvent être étendües ou refferrées fuivant le befoin. Quelques-uns de ces préceptes n'ont été qu'effleurés; & pour quelques autres, on eft entré dans un détail mieux circonftancié. Il n'auroit pas été poffible de tout approfondir de la même façon, à moins de donner un Traité complet d'Hygiéne: Mais la matière eft trop vafte; & ce n'étoit pas d'ailleurs ici le lieu de prefcrire ce qu'on doit faire pour conferver la fanté actuelle, ni ce qu'il faut employer pour la réparer lorfqu'elle eft perduë: Je devois feulement indiquer un milieu entre ces deux extrémes, laiffant aux maîtres de l'art à fuggérer ce qui eft néceffaire dans les circonftances qu'on n'a pû prévoir.

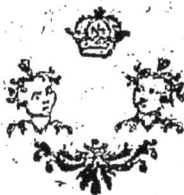

TROISIEME PARTIE.

CE qui conſtitue le vrai & éclairé Praticien , eſt la
juſte application des remèdes à lui connus , aux
maladies & à leurs cauſes , après les avoir bien ſçu
diſtinguer les unes des autres , & s'être aſſuré , autant
qu'il lui eſt poſſible , de leur entier diagnoſtic. Tout
autre moyen employé pour guérir , ne ſauroit jamais
conduire qu'à la voie du tâtonnement , ou tenir de
l'empiriſme le plus décidé. Il ſe rencontre , il eſt vrai ,
dans l'exercice de cette Science , des cas obſcurs &
compliqués , dont les cauſes ſont ſi cachées , que le
plus clair-voyant ne peut même les ſaiſir : on ne doit
s'en prendre alors ni à l'artiſte , ni à l'art (o) , mais
plûtôt à la foibleſſe de l'eſprit humain , qui ne ſauroit
tout embraſſer , ni aller au-delà des barrières que
lui a aſſigné la nature. Le parti le plus aſſuré dans
ces entraves , eſt d'écouter cette nature , de ſe tenir
en garde contre ſes écarts , & de procéder pas à pas ,
ayant toujours la prudence pour guide. D'après cette
courte digreſſion , qui m'a paru néceſſaire , parceque
c'eſt ici le point eſſentiel où doivent aboutir mon plan
& mes vûës , je vais d'abord expoſer les maladies
où ces Eaux , priſes extérieurement , ont coutume de

(o) Si res medico non ſuccedit pro animi ſententiâ , in morbi
vehementiam , non in artem ipſam culpa rejicienda eſt. *Hyppocr.*
lib. de arte.

produire de bons effets ; enfuite celles qui reçoivent du
foulagement , lorfqu'on en ufe intérieurement : Enfin ,
j'indiquerai les différentes circonftances qui en dé-
fendent l'ufage , ou qui exigent qu'on ne les employe
qu'avec précaution : Le tout fera étayé d'Obfervations rélatives aux différens cas ; elles font en Médécine , ce que l'expérience eft en Phyfique.

ARTICLE PREMIER.

*Des Maladies où les Eaux font falutaires , prifes
extérieurement.*

LES Eaux d'Aix font plus fouvent adminiftrées à
l'extérieur qu'à l'intérieur ; elles ont même plus
d'efficacité extérieurement , & font , pour l'ordinaire ,
employées dans un plus grand nombre de maladies.
Elles font particulièrement célèbres pour la guérifon
du rhumatifme , même invétéré , foit qu'il affecte plufieurs parties à la fois , foit qu'il n'en affecte qu'une
feule , furtout quand il dépend d'un épaiffiffement &
d'une acrimonie de l'humeur qui découle des glandes
de la membrane commune des mufcles , ou d'une
roideur dans les folides , qui , en étranglant leurs
petites fibrilles , les irrite , & empéche le libre cours
des humeurs lymphatiques , dont le mouvement , déja
naturellement lent , acquiert encore , par le concours
de toutes ces caufes , plus de difpofition à croupir dans
fes couloirs. Ces Eaux , à raifon du foie de fouffre
qu'elles contiennent , ont une vertu incifive & fon-
dante , par laquelle elles rendent fluides ces humeurs
épaiffies , & les remettent en voie de circuler , en péné-

rant jufques dans le tiffu le plus ferré des membranes
aponévrotiques, qui eft le fiége le plus ordinaire de
cette maladie. On peut d'abord commencer à porter du
rélâchement à la peau par quelques bains domeftiques,
ou pris à la Source, pour paffer enfuite à la douche
fur la partie malade. La force des douches, leur nombre, de même que celui des bains, ne peuvent être fixés
que fur l'ancienneté, l'étenduë & l'intenfité du mal.

Observation Première.

D'un Rhumatifme à la tête.

UN Bourgeois de cette Ville, âgé de 50 à 55 ans,
d'un tempérament mélancolico-bilieux, étoit
tourmenté, dépuis longtems, d'un rhumatifme qui
occupoit toute la partie latérale de la tête, jufqu'au
bas de l'oreille : les douleurs n'étoient pas toujours
aiguës ; mais elles étoient fi continuelles, qu'elles lui
avoient ôté le fommeil & interdit toute efpèce d'attention ; il ne pouvoit pas même fe récréer par la lecture, ou par une partie de piquet, fans avoir des
vertiges ou des élancemens qui l'obligeoient à quitter
prife. Après avoir inutilement effayé les boiffons
délayantes, les Eaux minérales ferrugineufes, les
purgatifs réitérés, & les veficatoires fur la partie
affectée ; je fus confulté, & contre l'avis de fon Médécin, je lui confeillai, dans le mois de Juin 1770,
d'aller aux Eaux : Cependant, avant de les prendre,
je lui fis rafer la tête, appliquer des ventoufes féches
fur la partie, & immédiatement des fang-fuës fur la
peau qu'avoient élevé les ventoufes. Cette opération
ne diminua, à la vérité, que très-peu les douleurs ;

(quoique plufieurs fois en pareil cas j'aie, par ce
moyen, emporté le mal tout d'un coup.) Mais trois à
quatre bains, fuivis de douze douches fur le côté
affecté, lui enleverent fon rhumatifme, de façon qu'il
n'a plus reffenti aucune douleur. Il s'eft fi bien trouvé
de ce traitement, que dans le mois de Septembre de la
même année, il l'a répété avec le même fuccès, &
jouit dès-lors de la meilleure fanté.

OBSERVATION SECONDE.

D'un Rhumatifme univerfel.

MARIE *Percevau*, veuve du Tailleur *Jance*,
d'un tempérament vif, bilieux, & d'une conftitution d'ailleurs délicate, habitoit une boutique très-
humide, dans laquelle, à la fuite d'une couche, & par
un dépôt laiteux fur toutes les articulations, elle
contracta un rhumatifme univerfel fans fièvre; mais fi
douloureux & fi opiniâtre, qu'il la priva totalement
de l'ufage de fes membres. Obligée d'être toujours
affife, elle ne pouvoit fe mouvoir, & n'étoit pas fortie
déguis deux ans d'un 3e. étage, où elle demeuroit,
lorfque je la vis pour la première fois. Toutes fes articulations paroiffoient comme enkilofées; & la langue étoit
pour lors la feule partie qui fût libre. Après l'avoir
interrogé fur la caufe & le progrès de fon mal, &
qu'elle m'eut avouée que malgré cette trifte fituation
elle avoit cependant encore accouché deux fois très-
heureufement, je l'envoyai aux Bains d'Aix, perfuadé
qu'ils lui feroient beaucoup de bien : elle en prit d'a-
bord dix de fuite ; & dès-lors elle commença déja à
faire quelques mouvemens infenfibles ; mais ayant

immédiatement

immédiatement après les bains, soutenu quinze douches consécutives sur tout le corps, elle se trouva en
état de marcher avec l'aide de deux bâtons: elle passa
le reste de l'année très-satisfaite de cette amélioration.
L'année suivante étant retournée aux Eaux, elle y prit
encore douze à quinze douches, qui achevèrent de
lui rendre l'entière liberté des bras & des jambes,
à tel point qu'elle monte, descend, & marche au
moïen d'une petite canne, avec autant de vîtesse
qu'auparavant.

CETTE Observation, dans laquelle on voit l'humeur
laiteuse déposée & fixée depuis si longtems sur toutes
les articulations & sur les parties musculeuses & aponévrotiques, étoit sans contredit la cause de la maladie; cette Observation, dis-je, prouve non-seulement
à quel dégré ces Eaux possédent la qualité de détruire
les épaississemens; mais encore la promptitude avec
laquelle elles agissent; car dès la première fois que la
malade fut aux Eaux, on s'apperçut que le mouvement renaissoit, & augmentoit successivement après
chaque douche. C'est de tous les cas que j'ai vû,
celui où le succès ait été aussi plein & aussi rapide;
& c'est précisément dans les rhumatismes universels,
où il seroit à propos de commencer leur traitement
par des bains de vapeurs, s'ils existoient, avant de
passer aux douches; ce moïen deviendroit préparatoire, augmenteroit infiniment l'effet de la douche,
ou guériroit souvent sans être obligé de la prendre.

Quoique la douche soit le remède le plus communément employé pour la guérison des rhumatismes;
cependant il est souvent arrivé que les seuls bains de
ces Eaux les ont radicalement emporté, sans avoir

H

eu befoin d'y recourir, furtout lorfqu'après des rhu-
matifmes aigus & accompagnés de fiévre, les douleurs
font encore vives & rébelles, & que la fiévre & fes
autres fymptômes n'exiftent déja plus.

OBSERVATION TROISIEME.

D'un Rhumatifme qui occupoit une partie des mufcles de
l'épine, les hanches, & les mufcles feffiers.

UN homme âgé environ de 45 ans, d'un tempérament bilieux, fec & maigre, eut en revenant
de la campagne, fes habillemens percés par la pluye,
qu'il reçut pendant une lieuë & demi : étant de retour
chez lui, & négligeant de changer de vêtemens, ils
féchèrent fur fon corps ; mais au bout de deux jours
il païa chèrement fon imprudence par des friffons
irréguliers, fuivis d'une chaleur âcre, mordante, &
de douleurs cruelles, qui ne lui permettoient pas de
courber l'épine du dos, mouvoir les hanches, &
fléchir les cuiffes, même dans le lit : il refta trois
jours dans cet état fans demander du fecours, mangeant plufieurs foupes dans le jour, & prennant du
caffé à l'eau, pour, difoit-il, fe faire fuer *(p)*. Voyant

───────────────

(p) C'eft une maxime conftamment fuivie chez nos païfans,
chez le bas-peuple, & quelquefois même chez les gens du fecond
ordre, de faire fuer les malades au commencement des maladies
aiguës, par le moyen des médicamens incendiaires, joints à la
quantité de couvertures : J'ai tâché jufqu'à-préfent, & n'ai pas
encore pû réuffir à détruire entièrement chez les uns & les
autres, une coutume fi dangéreufe, ni les faire revenir d'un
préjugé auffi nuifible qu'invétéré : ils ne favent pas que dans les
fiévres inflammatoirés furtout, une fueur excitée de la forte
améne promptement la gangrêne ; & que dans les fiévres putri-

enfin que son remède, bien loin de le soulager, ne
faisoit, au contraire, qu'empirer le mal, il me fit
appeller; je le combattis par la saignée, les lavemens
émolliens & raffraîchiffans, le petit-lait aiguifé avec
la crème de tartre, des minoratifs & quelques légers
calmans, pour procurer un peu de fommeil, dont le
malade, depuis longtems, n'avoit éprouvé les dou-
ceurs. Enfin, je fus affez heureux pour emporter
totalement la fiévre, & diminuer beaucoup les douleurs: cependant, les voyant encore rébelles, & ne
voulant pas chercher à les détruire par les fudorifiques,
crainte de porter trop de feu dans un tempérament
d'ailleurs fec & bilieux; je me déterminai à l'envoyer
promptement aux Bains: fa parenté s'y oppofoit vivement, vû fa grande foibleffe; mais, perfuadé du
fuccès, j'infiftai, & il partit. Je règlai fon régime,
& lui recommandai de commencer d'abord par les
bains, avant de paffer à la douche, dont probable-
ment il n'auroit pas béfoin. En effet, dès le premier
bain il fe fentit foulagé, & dormit environ quatre
heures. Par le fecond & le troifiéme, fes douleurs
diminuerent encore; il fe tint debout une bonne partie
du jour, & dormit toute la nuit. Comme il ne
prenoit qu'un bain d'une heure par jour, & que
les effets en étoient fi prompts; il m'écrivit, s'il ne
pourroit pas en prendre deux pour hâter fa guérifon?
Je lui répondis, qu'il le pouvoit, fans doute, avec
jufte raifon; & au bout de dix jours, je fus furpris

___

des elle brouille toutes les fonctions, empéche la nature d'o-
pérer la coction de la matière fébrile, & produit l'engorgement des vifcères; d'où s'enfuit la mort.

de revoir mon malade avec de l'embonpoint, de l'appétit, fans douleurs, & marchant tout auffi aifément
qu'auparavant. Il n'a jamais éprouvé dès-lors, que
quelques légers reffentimens, lorfqu'au printems il
veut quitter trop tôt fes habits d'hiver, & garder ceux
d'été trop avant dans l'automne.

COMME la goutte a beaucoup d'analogie avec le
rhumatifme, & qu'elle fraternife, pour ainfi
dire, avec lui, il n'eft pas furprenant que dans
celle qui eft de nature froide, la douche prife fur
la partie affectée, ait eû des fuccès très - heureux,
furtout lorfque cette efpèce de goutte étoit récente, &
qu'elle ait procuré beaucoup de foulagement lorfqu'elle
étoit invétérée : Dans ce dernier cas, la prudence
exige d'avoir égard au nombre & à la force des douches, & de purger de tems en tems, furtout s'il y
avoit un œdeme confidérable, afin de parer à une
métaftafe qui pourroit dévenir funefte.

OBSERVATION QUATRIEME.

*D'une Goutte dont le fiége étoit dans le talon, & parti-
culiérement à l'attache du tendon d'Achille.*

UN Trompette au Régiment de Savoye-Cavalerie,
âgé de 25 à 30 ans, avoit déja reffenti deux ou
trois fois une douleur au talon, qui étoit beaucoup
plus vive quand il s'expofoit à avoir les pieds mouil-
lés. Ne fachant ce que pouvoit être cette douleur,
qui l'empéchoit parfois de marcher, il s'adreffa à Mr.
Groffe, très-expert Chirurgien-Major dudit Régi-

ment, qui, jugeant que c'étoit la goutte, & ne con-
noissant pas bien les propriétés des Eaux d'Aix, me
consulta, pour savoir si elles lui conviendroient, ou
non. Je l'y envoyai après l'avoir purgé; & dès qu'il eut
pris quatre douches sur la partie même, il fut soulagé
sensiblement : Ce bon effet l'engagea d'en continuer
l'usage pendant quinze jours; & après ce tems il re-
joignit son Corps, & ne s'est jamais plus apperçu de
pareille douleur dans cette partie, ni ailleurs.

OBSERVATION CINQUIEME.

*D'une Goutte héréditaire, qui attaquoit les extrémités
inférieures.*

UN Gentilhomme de 55 à 58 ans environ, d'un
tempérament sanguin, avoit déja éprouvé plusieurs attaques de goutte, tantôt à un pied, & tantôt
à l'autre, sans vouloir rien y faire que de garder le
lit, parcequ'il avoit de la peine à se persuader que
ce fut une maladie de cette nature : Mais comme
chacun le lui disoit, & ayant d'ailleurs réfléchi que
son père & son ayeul en avoit été atteints, il n'en
douta plus ; & dès l'instant se prépara par un léger
minoratif & quelques jours de boissons délayantes,
pour aller aux Eaux, dès que les douleurs se seroient
un peu calmées. Il partit; prit d'abord deux ou trois
bains, & passa tout de suite à la douche, sans cependant abandonner ces premiers. Et voici comment
il se comportoit: Il entroit au bain sur les six heures
du soir, & le lendemain matin il se faisoit doucher.
Ce traitement fut exactement suivi pendant environ
un mois, observant de se purger de tems en tems, &

de mettre parfois des intervalles entre les douches. Il revint de là totalement exempt de douleurs, & marchant avec beaucoup d'aisance ; ce qu'il ne pouvoit faire avant la douche. Il a eû encore, à la vérité, dépuis, & à des tems très-éloignés, quelques retours de cette maladie, mais infiniment plus légers, plus courts, & beaucoup moins fréquens.

D'APRÈ's ces deux Observations, il seroit cependant très-imprudent à tout goutteux de venir s'exposer à l'effet de ces Eaux, sans préalablement avoir consulté quelques Médécins qui les connoissent ; & il ne faudroit pas non plus s'imaginer qu'elles produisissent un pareil & un aussi bon effet, dans tous les cas de goutte, que dans les précédens, ce seroit abuser de la confiance que nous donnent les malades, que de le leur promettre. *Non eadem omnibus, etiam in similibus casibus opitulantur* (q). Il est d'ailleurs des circonstances, dont cette maladie est quelquefois accompagnée, qui mettroient le malade en danger de perdre la vie, dans l'action même du remède, par un transport subit de la matière goutteuse au cerveau ou sur la poitrine. C'est au malade à bien instruire le Médécin, & à celui-ci de bien examiner, afin d'éviter une pareille bévûë, qui retomberoit tout-à-la-fois sur l'Art, sur l'Artiste, & sur les Eaux employées mal-à-propos.

LEs affections du cerveau, les tremblemens de membres & les paralysies, doivent, sans contredit, être mises au nombre des maladies pour lesquelles

(q) Aur. Corn. Celf. in Præfat. Lib. I.

la vertu des Eaux eft fpécialement reconnuë ; elles ont
même une forte de réputation dans l'hémiplégie, qui
eft la paralyfie la plus fréquente, furtout quand les
malades font à portée d'y être conduits promptement,
& dès la première attaque. Il y a cependant des cas,
quoique rares, où elles ont encore procuré beaucoup
de foulagement, après cinq à fix mois de maladie (r) ;
fed rara non funt artis : Il y en a d'autres où elles guéris-
fent radicalement ; & dans la plûpart elles mettent les
malades en état de marcher, & de fe fervir, dans
prefque tous les béfoins de la vie, des membres qui
étoient ci-devant perclus. Cependant, il eft bon
d'obferver que la maladie dévient plus rébelle à l'efficacité des Eaux, à proportion de l'âge, du plus ou
moins de perte du mouvement & du fentiment, &
du plus grand nombre de parties affeétées, foit
externes, foit internes. D'ailleurs, fouvent cette maladie eft accompagnée d'une fiévre foporeufe, qui
dure quelques jours ; quelquefois auffi cette fiévre
n'exifte pas : Quand elle eft de la partie, il feroit
imprudent d'expofer le malade aux Eaux, avant
qu'elle eût ceffé, & que les forces fuffent un peu plus
rétablies. Ce terme eft ordinairement de douze ou
quinze jours : mais lorfque la paralyfie ne fe trouve
pas compliquée avec la fiévre, alors, dès que les remèdes généraux font faits, on doit y conduire promptement le malade.

QUELQUES-UNS de nos Médécins prétendent que fi

_____

(r) Je dois avertir en général que plus on tardera, moins on
devra efpérer, dans cette maladie feulement, des fuccès heureux de la part des Eaux.

le cerveau a été affecté par la paralyfie, ou enfuite d'une attaque d'apoplexie; ce qui fe connoît par un embarras dans la parole, une altération de la mémoire, par la bouche torfe, la lèvre inférieure pendante, une falive vifqueufe qui coule fans ceffe, avec des yeux fixes & hagards: ils prétendent, dis-je, qu'on doit alors exclure le malade des Eaux, & ne point le foumettre aux bains, & moins encore à la douche, de peur qu'il ne fuccombe à une apoplexie parfaite, ou à une paralyfie plus étenduë. Mais je foutiens qu'il n'y a aucun rifque (s), pour peu qu'en pareil cas on agiffe avec précaution. (Il en eft de ces remèdes comme de tous les autres, ils doivent être proportionnés au mal.) Il faut alors accoutumer peu à peu le malade aux Eaux; les douches doivent être moins fortes & plus courtes, furtout celles qui fe donnent fur la tête; ou bien on peut encore mettre des jours d'intervalle entre chaque douche. D'ailleurs quel inconvénient y auroit-il dans une circonftance auffi délicate, d'être affifté d'un Médécin, ou de quelqu'un de l'art, qui, par une obfervation fuivie de ces Eaux, en connût bien les effets, & fût en état de conduire le malade dans un cas qui exige toute la prudence de cette fcience.

_____

(s) Bien loin qu'on ait jamais oüi citer un feul exemple d'un pareil évènement, depuis que l'on voit des Malades aller aux Eaux d'Aix, il eft au contraire arrivé qu'un Habitant de l'endroit même, frappé d'un coup d'apoplexie, qui ne lui avoit laiffé que la refpiration & le battement du pouls, qui le diftinguoient d'un cadavre, ayant été fur le champ porté à la fource, y réprit, comme par enchantement, la connoiffance & la parole, & revint infenfiblement à fon état naturel, dont il jouit encore au moment où j'écris.

COMME il arrive fréquemment que, dans l'hémiplégie, la langue eft plus ou moins paralyfée; on
pourroit faire tenir dans la bouche du malade, de
l'Eau prife à la Source, pour lui fervir de bain; &
même pour s'en gargarifer, s'il étoit poffible : mais
la langue n'ayant que très-peu, & fouvent point de
mouvement pour opérer cette action, on y fupplée
en faifant donner la douche immédiatement dans la
bouche, & fur le trajet des nerfs de la cinquiéme &
neuviéme paires du cerveau, qui fe diftribuent à cet
organe. Car il eft effentiel d'obferver que dans les
affections paralytiques, on prend prefque toujours la
douche fur la partie affectée, fans faire attention que la
caufe & le fiége du mal en font quelquefois bien éloi-
gnés; tandis, au contraire, que la chûte de l'Eau ne
devroit, dans ce cas, porter que fur l'origine des nerfs
à leur fortie du crane, ou fur la colomne épinière,
fuivant la nature de la maladie. Le Médécin, je le
répéte encore, devroit, dans ces circonftances, être
préfent à l'adminiftration du remède, ou tout au
moins indiquer au malade, ou aux affiftans, le lieu
que l'on doit particulièrement doucher.

OBSERVATION SIXIEME.

*D'une Hémiplégie qui s'annonça d'abord par un four-
millement à la main droite.*

MA Mère, âgée de 73 ans, d'un tempérament
fanguin, vif & robufte, & que je n'avois jamais
vû malade, fut dans le mois de Mai 1770, après
avoir écrit pendant environ demi-heure, attaquée tout
à coup d'un fourmillement au bras droit, pareil à ce

qu'on appelle vulgairement, *le pied* ou *le bras endormi*,
lorsque l'une ou l'autre de ces parties a été gênée
pendant quelque tems, ou posée à faux. On m'appelle
à l'instant; & ne lui reconnoissant aucun autre symptôme qui pût me faire soupçonner une paralysie, parcequ'elle n'avoit jamais paru avoir aucune disposition
aux maladies soporeuses; je lui frappai & frottai la main
pendant l'espace de quelques minutes, pour remettre le
sang en mouvement, que je croyois seulement ralenti;
mais dès qu'elle m'eut dit qu'elle ne sentoit point les
frictions que je lui faisois, je ne reconnus que trop
de quoi il étoit question; c'est-à-dire, que le bras
étoit paralysé. Comme elle étoit assise, elle voulut essayer de se lever; mais la jambe du même côté
se trouva aussi affectée : elle marcha cependant encore, aidée à la vérité d'un de mes frères & de moi,
qui la soutenions par-dessous les bras; mais lorsqu'on
voulut la mettre au lit, les extrémités du côté droit,
tant supérieures qu'inférieures, furent sans mouvement & sans sentiment.

DANS moins d'un quart-d'heure elle fut saignée du
bras, & prit un lavement purgatif, qui lui procura des
évacuations copieuses : le reste de la journée je lui fis
faire sur les parties paralytiques des frictions tantôt séches & tantôt avec des eaux spiritueuses. Sur le soir la
lèvre & l'œil du même côté paroissant assez affectés, &
la parole étant embarrassée, sans cependant qu'aucune
fonction du cerveau fût lézée, je me déterminai à lui
faire appliquer un large vessicatoire à la nuque; le
lendemain elle fut purgée, & les selles furent abondantes & glaireuses. Ensuite de cette purgation, la
paupière supérieure, qui couvroit entièrement le globe

de l'œil, & la bouche, qui étoit assez de travers, se remirent déja, à peu de chose près, dans leur état naturel; la parole dévint aussi plus libre, & les traits du visage moins altérés; mais le mouvement & le sentiment ne revinrent point au bras ni à la jambe, qui, insensiblement, s'œdématièrent l'un & l'autre : La main surtout & le pied acquirent un volume si considérable, que je désespérois de pouvoir le dissiper. Elle demeura dans cet état environ quinze jours, pendant lesquels je tâchai de rétablir ses forces & les fonctions de l'estomac par des bols stomachiques, dont le quinquina faisoit la base, & par un régime exact & analeptique. Ce traitement ne contribua pas peu à chasser une espèce de fiévre soporeuse rémittente, que j'observai très - bien pendant tout ce tems (t). D'ailleurs, les pluies continuelles furent alors l'unique raison qui me déterminerent à ne la conduire aux Eaux, qu'au bout de ce tems, qui se trouva parfaitement d'accord, & se rencontra heureusement avec la fin de cet état fébrile.

Je partis avec elle, & dès que je fus arrivé, je lui fis donner un lavement avec les Eaux pures, comme

---

(t) Ce cas a été le premier où j'aye remarqué cette fiévre que je n'aurois jamais soupçonné accompagner cette maladie; mais ayant eu depuis occasion de l'observer dans quatre autres cas pareils, je ne saurois plus douter de son existence, & il me paroît même que sa durée peut servir de règle pour envoyer les paralytiques aux Eaux; c'est-à-dire, que depuis la première invasion de la maladie, jusqu'à l'entière cessation de cette fiévre, qui va souvent jusqu'au quatorzième jour, les Malades ne devroient pas être soumis à l'action des Eaux; quoique cependant il y ait des cas où elles ont eu des succès marqués, quand ils y ont été plongés beaucoup plûtôt que ce terme, & quelquefois même à l'instant de l'attaque.

c'eſt là coutume : Après l'avoir rendu, on la mit dans un bain dont la chaleur étoit, au thermomètre de Mr. de Réaumur, de 30 à 35 dégré. Au troiſiéme bain elle commença à faire quelques mouvemens du bras & de la jambe ; ce qu'elle ne pouvoit pas exécuter auparavant. Au ſixiéme elle parvint à ſoulever très-bien l'une & l'autre de ces parties, par-deſſus la la ſurface de l'Eau ; mais juſqu'au dixiéme elle ne parut rien acquérir de plus ; au contraire, il me ſembla que dès-lors les bains l'affoibliſſoient & cauſoient plus de rélâchement. Je les ceſſai donc pour lui faire prendre la douche : la première fut de dix minutes, & ſe donna ſeulement ſur le haut & le long de la colomne épinière, juſqu'à ſa baſe ; j'augmentai inſenſiblement leur durée juſqu'à quinze minutes, de même que leur force, en faiſant tomber l'eau de plus haut qu'à l'ordinaire, ſurtout quand on douchoit les parties charnuës & muſculeuſes, telles que le bras, l'avant-bras, le gros des feſſes & la cuiſſe. Les dernières douches ſe donnerent ſur l'occiput, ſur toute la partie du viſage qui avoit été affectée, & même juſques dans la bouche ; elles lui rappellerent une partie du goût qu'elle avoit, ſeulement perdu dans la moitié de la langue ; car ſouvent elle ſe plaignoit de trouver âpre tout ce qu'elle mâchoit, particulièrement du ſeul côté affecté. Elle ne prit, cette première fois, que douze douches ; & j'eus la pleine ſatisfaction, avant de partir d'Aix, de la voir marcher ſeule au moyen d'une béquille, ou en la ſoutenant ſous le bras. De retour à la Ville, je la mis à l'uſage des bouillons de vipère, qui lui firent beaucoup de bien ; je la faiſois ſouvent agir & promener dans le jour, pour maintenir

le mouvement que les membres paralytiques avoient
repris ; & l'œdématie de la main, de la jambe &
du pied s'étant insensiblement dissipée, ces parties,
quant au volume, sont revenuës à leur état naturel.
Dans le commencement de Septembre de la même
année, elle alla, pour la seconde fois, reprendre
quinze à dix-huit douches, qui ne laisserent pas de
fortifier encore les parties, & lui enléverent des
douleurs qu'elle sentoient principalement à la main.
Dès-lors, soit par un régime de vivre dont je ne la
laisse pas écarter, soit par des purgatifs qu'elle prend
tous les deux ou trois mois, & qui me sont indiqués
par des intermittences dans le pouls, elle jouit actuellement d'une assez bonne santé, excepté cependant
le bras, qui a plus difficilement repris ses facultés
que la jambe.

Observation Septieme.

*D'une Paralysie presque universelle, à la suite d'une
attaque d'apoplexie.*

MR. l'Avocat *Burdin* d'Annecy, âgé d'environ 50
à 55 ans, fut frappé d'apopléxie : les Médécins
du lieu, après lui avoir fait les remèdes prompts &
convenables en pareil cas, jugerent à propos de le faire
partir pour les Eaux : il y arriva, mais sanspouvoir
parler, & sans mouvement ni sentiment d'aucune partie. Dès qu'il eut pris trois à quatre bains, & autant
de douches, le mouvement revint aux extrémités supérieures & inférieures, de même qu'à la langue ; & on
l'entendoit déja articuler quelques mots, confusément
à la vérité, mais que l'on comprenoit cependant assez

bien pour pouvoir le fatisfaire dans tous fes béfoins. Enfin, après avoir continué l'ufage des bains & de la douche pendant quelque tems, & fe trouvant chaque jour de mieux en mieux de leurs bons effets, il quitta les Eaux, parlant auffi diftinctément, & marchant avec autant de liberté qu'avant fon attaque.

OBSERVATION HUITIEME.

Sur une autre Hémiplégie.

MR. *Dianand*, âgé de 70 ans, homme d'un tempérament bilieux-fanguin, vif & robufte, étant appuyé fur le parapet de fon jardin, fut pris d'un étourdiffement affez violent, qui l'auroit prefque fait culbuter du haut du parapet, fans un prompt fécours de fon fils, qui fe trouva à côté de lui. On le faigna dans le moment, & le mal difparut. Mais en 1769, (environ un an après) il fe plaignit tout-à-coup d'un engourdiffement à la jambe gauche, qui en diminua d'abord beaucoup le fentiment & le mouvement : peu à peu la perte de l'un & de l'autre augmenta, & la diftorfion de la lèvre en même tems fe manifefta. Je fus confulté feulement deux mois après l'attaque; je confeillai une purgation, & l'envoyai tout de fuite aux bains. Dès le lendemain de fon arrivée, il fut à la douche ; il en prit quinze, qui eurent contre mon attente, un effet fi prompt & fi heureux, qu'il revint à pied de fa campagne, éloignée de près d'une lieuë de la Ville. La bouche eft encore, à la vérité, reftée tant-foit-peu de travers; mais les facultés de l'ame font libres : il marche, fe proméne, & jouit actuellement d'une très-bonne fanté.

OBSERVATION NEUVIEME.
D'une Paralysie à la suite d'un rhumatisme universel.

MR. *Lavergne*, Négociant de Lyon, âgé d'environ 50 ans, d'un tempérament sanguin, & d'un caractère vif & enjoué, fut atteint d'un rhumatisme pour lequel il employa différens remèdes, qui, bien loin de l'avoir soulagé, lui laisserent tout le côté droit dans un état presque paralytique : la paupière du même côté étoit éraillée, la bouche torse, le sentiment de toute la partie droite, singulièrement celui de la jambe, diminué à tel point, que le toucher même assez fort, n'étoit plus pour lui qu'une sensation vague & obtuse ; & le mouvement de l'articulation du pied avec la jambe, ainsi que celui des orteils, s'exécutoit si lentement, qu'à peine devenoit - il sensible à la vûë. Tel étoit à - peu - près son état, lorsque je fus appellé la première fois. Cependant, ayant exigé un examen plus détaillé & plus approfondi de tout ce qui avoit précédé, je promis que les Eaux lui procureroient du soulagement ; & le succès répondit à mes promesses ; car après quelques bains & seize ou dix-huit douches, la bouche & la paupière se remirent très-sensiblement ; la roideur de l'épine (*u*) diminua, & les muscles de cette partie sembloient être plus dociles à ses différens mouvemens : la sensation dans les ex-

---

(*u*) Cette roideur étoit le symptôme dont il se plaignoit le plus, car il lui paroissoit d'être presque toujours appuyé sur une planche colée sur toute la longueur & la largeur de l'épine ; car telle étoit sa façon de s'exprimer : *Monsieur, je suis sur mes planches.*

trémités plus forte; le fommeil, dont il ne pouvoit jouir auparavant, plus long, quoique fouvent interrompu; & la tête, qui, ne pouvant guères fe foutenir d'elle-même, allant à droite & à gauche, étoit pour lors ferme & folide fur la colomne vertébrale. En général, je peux dire que Mr. *Lavergne*, à fon départ pour Lyon, quoiqu'il ne fût venu aux Eaux qu'au mois d'Octobre, tems où elles ont moins de force & de vertu, avoit beaucoup gagné par leur ufage, tant du côté de l'embonpoint, que de celui du fentiment & du mouvement.

———

ON doit ranger dans le nombre des maladies où les Eaux d'Aix font furtout employées extérieurement avec beaucoup de fuccès, les douleurs que l'on reffent dans les parties qui ont fouffert des fractures, luxations, foulures ou entorfes; dans celles occafionnées par des cicatrices qui ont fuccédé à de grandes plaies, & intéreffé les nerfs principaux; dans les douleurs fourdes qui reftent après une chûte, & qui empéchent le mouvement mufculaire & le libre jeu des articulations; & généralement dans plufieurs vices locaux, où il eft néceffaire de réfoudre l'épaiffiffement des humeurs, & fortifier en même tems les parties, comme dans les ankilofes & le rachitis. Ces Eaux pourroient auffi faire beaucoup de bien dans les tumeurs appellées ganglions (x); ne négligeant cependant

———

(x) Voyez les Obfervations de Bogdan, rapportées au 3e. volume de l'Hiftoire de l'Anatomie & de la Chirurgie, par Mr. Portal, page 58.

pas

pas les autres topiques qui ferviroient en même tems à aider leur effet. Les bains, mais principalement la douche, font la manière dont on ufe des Eaux dans tous ces cas; & comme c'eft prefque toujours fur les bras, les cuiffes ou les jambes que ce remède doit agir, il n'eft béfoin, avant de s'y expofer, d'aucune préparation intérieure ; une feule purgation fuffit; encore peut-on hardiment s'en paffer, furtout s'il s'agit de fractures, luxations, foulures ou entorfes. Il n'en fera pas de même dans le rachitis, l'ankylofe & les ganglions; car dans le rachitis, on doit, avant de paffer aux Eaux, avoir préalablement donné des remédes internes, appropriés à cette maladie, & les continuer en outre pendant leur ufage, en purgeant de tems en tems fuivant les circonftances. Il faut fuivre la même route dans le traitement des ganglions & de l'ankylofe, furtout fi ces deux affections reconnoiffent pour caufe un épaiffiffement lymphatique, & particulièrement dans cette dernière, une collection de la fynovie dans les articulations. Les fondans & les favoneux alliés aux purgatifs, font, en prenant la douche & les bains, les remédes qui doivent être principalement mis en ufage, afin de favorifer & hâter en même tems l'effet des Eaux.

OBSERVATION DIXIÈME.

Sur les Accidens après une chûte fur l'os de la cuiffe.

MADAME la Veuve *Glapigny*, femme de grande ftature, & ayant affez d'embonpoint, fit une chûte de fon haut, dans laquelle tout le poids du corps porta fur l'os de la cuiffe gauche: la douleur en fut fi

I

vive, qu'elle ne put fe relever, & moins encore marcher. Elle fait appeller des Chirurgiens, qui lui
donnerent leurs foins ; mais fix mois & plus s'étant
dès-lors écoulés, fans que fa fituation, à proportion
du tems, fût dévenuë meilleure, ils lui confeillerent
les Eaux : elle y vint ; & m'étant trouvé à Aix à fon
arrivée, elle me demanda ce que je penfois de fon
état ? Je lui répondis qu'il étoit fufceptible de beaucoup de foulagement, & promis, avec une ferme
affurance, que la douche étant le feul reméde à fon mal,
la mettroit bientôt dans le cas de marcher avec plus
d'aifance. En effet, cette Dame, qui ne pouvoit
aller qu'avec des béquilles, & qui, au plus petit
mouvement de la cuiffe, fouffroit des douleurs éton-
nantes dans le genou, qui étoit en outre confidérablement enflé : cette Dame, dis-je, après vingt-quatre
douches, abandonna fes béquilles, & a continué
dépuis à marcher fans autre fécours, que celui d'une
fimple canne. Elle fe plaint encore de quelques douleurs
dans le haut de la cuiffe ; mais c'eft feulement lorfqu'il
s'agit de monter & d'élever beaucoup cette partie.

IL y a tout lieu de préfumer que dans cette chûte,
le grand *Trochanter* fut vivement frappé, & que la
tête de l'os, repouffée avec violence dans la cavité
cotyloïde (*y*), preffa les glandes fynoviales (*z*), de

(*y*) La cavité cotyloïde eft le lieu des os des hanches,
dans lequel s'emboîte la tête de l'os de la cuiffe.
(*z*) Les glandes fynoviales font celles qui font répanduës
dans les articulations, & qui féparent une humeur appellée
Synovie, qui les humectent & les lubrifient, pour faciliter
le mouvement des parties, & empêcher que le frottement des
os ne devînt douloureux.

façon à les meurtrir : la contufion qu'ont fouffert la capfule & le rebord articulaire, la compreffion du nerf fciatique & des vaiffeaux fanguins cruraux, ont produit l'engourdiffement & l'enflure du genou. Un tel délabrement dans l'articulation même & dans fes environs, ne put qu'être fuivi d'inflâmation & d'extravafation ; d'où la fynovie accumulée, abbreuvant les ligamens de cette partie, doit les avoir totalement relâché : il ne falloit donc pas moins que la vertu incifive & fortifiante des Eaux d'Aix, pour emporter & détruire tous les fymptômes fâcheux dont la malade étoit travaillée.

OBSERVATION ONZIEME.

Sur les suites d'une fracture & luxation à la même jambe.

LA fille d'un Confeiller au Baillage de Montbrifon, âgée de 20 à 21 ans, fe caffa, par une chûte, le péronné (a) dans fon milieu, qui fe luxa en même tems avec l'aftragale (b). Quoique le tout eût été traité fuivant les règles de l'Art, cet accident lui avoit laiffé la jambe & le pied foibles & très-œdémateux : elle boitoit, marchoit avec peine, & reffentoit fouvent des douleurs affez vives dans toute la partie. Après plufieurs remèdes, elle vint aux Eaux d'Aix, défes-

_____

(a) Le Péronné eft un des deux os de la jambe, & celui qui forme la malléole externe, vulgairement appellée *cheville du pied*.

(b) C'eft un des os du pied, qui s'articule avec ceux de la jambe.

pérant encore d'y trouver du foulagement, parceque leurs vertus étoient, à ce qu'elle difoit, peu connuës dans fon pays. Mais qu'elle fut agréablement furprife, lorfque feulement après la première douche, l'enfluré diminua tout-à-coup, & qu'elle commença à marcher avec beaucoup plus d'aifance & moins de douleur! Elle continua pendant dix-huit à vingt jours un remède dont le fuccès accéléroit à vûë d'œil fa guérifon : & très-déterminée de revenir l'année fui-vante, elle partit dans un état bien différent de celui où elle étoit venuë, & fans contredit capable de per-fuader à fes compatriotes le dégré d'efficacité que poffédent nos Eaux dans de femblables cas.

OBSERVATION DOUZIEME.

De roideurs & douleurs, enfuite d'une contufion fur toute la longueur de la jambe.

MR. le Comte *Fontana*, Capitaine au Régiment de Savoye-Cavalerie, étant tombé de cheval fur l'articulation de la jambe avec le pied, en fouffrit une telle contufion, qu'elle s'étendoit fur toute cette partie, jufqu'au genou. Tous les ligamens de l'une & l'autre jointure avoient été fi violemment froiffés, qu'il y reffentoit toujours par intervalle des douleurs, particulièrement dans les changemens de tems ; & les mufcles de la jambe fi fort contus, qu'ils n'avoient jamais pû reprendre leur force naturelle. Il vint à Aix ; il mit chaque jour toute la jambe, jufqu'au deffus du genou, dans le bouillon des Eaux, pendant demi-heure, & prenoit enfuite la douche fur toute l'étenduë de la jambe & du pied. Au bout de trois femaines il fe fentit infiniment foulagé, & marcha avec beaucoup plus d'aifance, parceque toutes les puiffances qui fervoient à faire mouvoir cette extrémité, avoient acquis plus de force, en dévenant plus fouples. Les douleurs, à fon grand étonnement, fe renouvellerent, il eft vrai, environ huit jours après avoir ceffé les Eaux ; mais il fut raffuré, quand on lui dit que cela arrivoit prefque toujours. En effet, elles diminuerent infenfiblement, pour ne plus reparoître du tout.

OBSERVATION TREIZIEME.

Sur une fracture de la rotule.

MR. de *Montaran*, Lieutenant au Régiment d'Angoumois, étant de garnifon à Grenoble, fe caffa, dans une chûte, la rotule (c) en cinq ou fix piéces, dont une ou deux étoient affez écartées des autres. On remédia à cette fracture ; & le malade, après avoir gardé le lit pendant environ vingt-cinq à trente jours, marchoit encore difficilement, & fans pouvoir fléchir ni étendre librement la jambe ; il lui refta une enflure tout-au-tour du genou, qui, l'obligeant à la porter toujours à crochet, le gênoit beaucoup dans la démarche, furtout lorfqu'il vouloit fe tenir debout pendant quelque tems. Le Frère *Dominique* de la Maifon de la Charité de Grenoble, lui confeilla, pour guérir radicalement, d'aller à la douche des Eaux

---

(c) C'eft cet os mobile, plat & rond, à peu près de la figure d'un cœur, placé dans le devant de la jointure de la cuiffe avec la jambe, qu'on appelle *le genou*.

d'Aix. Il vint deux fois pour les prendre ; & à la première il le fit avec tant de précipitation, qu'il en prenoit jufqu'à cinq dans le même jour, & s'en alla au bout de fix à fept jours, fans emporter une amélioration bien fenfible. Cependant, inquiet fur fon état, il y revint ; & jugeant à propos d'ufer des Eaux avec beaucoup plus de foins & de précautions, il en partit fi bien remis, qu'il marchoit avec aifance, fans nulle apparence d'enflure dans toute la partie. Il quitta, pour toujours, fa canne, dont il ne pouvoit fe paffer auparavant ; & danfa même à Chambéry une allemande à fon retour des Eaux.

Deux réflexions principales fe préfentent dans cette Obfervation. : La première eft qu'il faut, de toute néceffité, qu'après le coup qui produifit la fracture, le malade, par un mouvement naturel à tous les hommes, pour s'affurer s'il avoit quelque chofe de caffé, ait contracté les mufcles extenfeurs de la jambe, qui, dans leur contraction, ont attiré vers le haut de la cuiffe, une ou deux des piéces fupérieures de la rotule fracturée. La feconde réflexion, eft que la cure radicale de cet accident prouve, contre l'opinion de plufieurs Chirurgiens, & notamment d'Ambroife Paré, qu'après la guérifon de la fracture de la rotule, les malades ne reftent pas toujours boiteux, & qu'elle n'eft par conféquent pas incurable, malgré le gonflement des parties voifines & l'épanchement du fuc offeux, qu'il y a eû dans ce cas-ci. L'expérience fe trouve donc quelquefois contraire au fentiment même des grands hommes : il eft donc permis, & même à propos, de n'y pas toujours adhérer ; car fi, fur la foi des Auteurs, on n'eût point tenté, dans cette circonftance, de remédier aux

suites de cette fracture par le moyen des Eaux, ce jeune
& brave Militaire auroit été estropié pour le reste
de sa vie, & privé pour toujours de répandre, dans
l'occasion, son sang pour la défense de sa Patrie
& de son Roi.

OBSERVATION QUATORZIEME.

Sur une fracture de la jambe en plusieurs piéces.

LE nommé *Joseph*, garçon d'écurie à la Poste d'Aiguebelle sur la route de Turin, ménoit, par une
descente assez rapide, une voiture attelée de deux chevaux, dont l'un prit le mors aux dents, & le renversa à
terre; les chevaux & les roües de la voiture lui passerent
sur la jambe, & la briserent à tel point, que plusieurs
esquilles d'os avoient percé les tégumens, & parois-
soient au déhors. Une abondante hémorragie & une
extravasation de sang dans toute l'étenduë de la
jambe, l'avoient réduit dans un si pitoyable état, que
le Chirurgien qui fut appellé, désespérant de pouvoir
conserver la jambe, en proposa d'abord l'amputa-
tion, à quoi ne voulut jamais consentir le malade.
On fut obligé, dans la réduction & dans la suite du
traitement, d'emporter plusieurs piéces osseuses, qui
se manifestoient au déhors de la plaie par la suppu-
ration. Enfin, après six mois environ le malade
commença à marcher, en s'appuyant sur un bâton,
boitant, souffrant toujours beaucoup, & la jambe
étant restée difforme & extrèmement engorgée. Il a
vécu dans cette triste situation, & pouvant à peine se
traîner, pendant trois ou quatre ans. Au bout de
ce tems ayant été appellé dans l'endroit pour un

malade, il me fit voir fa jambe & me raconta fon aventure, en me demandant s'il n'y auroit pas moyen de guérir ? Je lui dis que le feul que je connuffe, étoit les Eaux d'Aix, & lui prefcrivis en même tems la manière dont il devoit en ufer. Comme c'étoit précifément alors la faifon, il fe mit derrière une voiture pour y arriver ; (car il lui auroit été impoffible de venir à pied :) il expofa d'abord fa jambe au bouillon, deux fois par jour, pendant douze jours confécutifs ; ce qui commença à diminuer fes dou-leurs, rendit le partie beaucoup plus fouple, & la démarche plus aifée. Il prit enfuite douze douches, qui emporterent prefque tout l'engorgement de la jambe, & la mirent à peu-près égale à l'autre en grof-feur. Le malade fut fi content & fi furpris d'un changement auffi avantageux, qu'il vouloit s'en re-tourner à pied : je le lui défendis expreffément, lui ordonnai même de garder un grand ménagement pour cette jambe, & d'y faire, par intervalle, des fo-mentations aromatiques avec le gros vin, jufqu'à l'année prochaine, qu'il reviendroit aux Eaux. En effet, il y eft revenu à pied avec beaucoup d'aifance: (on compte huit fortes lieuës d'Aiguebelle à Aix.) Il y a fuivi la même méthode que l'année précédente, & jouit préfentement, fans aide, de la même facilité pour marcher, que ci-devant, à la difformité près de la jambe, à laquelle il eft impoffible de remédier, vû la déperdition de fubftance dans la partie.

OBSERVATION QUINZIEME.

D'un Rachitis, *ou Nouage, guéri par la douche.*

LA fille d'un Procureur, âgée environ de 12 à 14 ans, se plaignoit dépuis longtems d'une péfanteur & d'une difficulté à marcher, qui l'engageoient tellement à garder le repos, qu'on ne pouvoit la déterminer à fe mouvoir, ni par prières, ni par ménaces. Son père, inquiet de cet état, me pria de la voir; & après l'avoir examinée, je reconnus fans peine, à la tuméfaction des extrémités de la plûpart des os, furtout dans les articulations du pied, du genou & des poignets, que cette fille étoit nouée. Je prefcrivis d'abord un purgatif avec la poudre cornachine, pour la mettre enfuite à l'ufage d'une tifanne faite avec la racine de garence, & d'un bol pris matin & foir, compofé de favon, de la terre foliée du tartre, & de rhubarbe. Elle ufa de ces remèdes pendant deux mois environ avec affez de fuccès, ayant foin de la purger tous les dix jours : C'eft pourquoi, voyant au bout de ce tems qu'elle étoit plus fouple à marcher, qu'elle ne dandinoit plus, & que les extrémités des os avoient beaucoup perdu de leur volume, je tantai de l'envoyer à la douche, m'imaginant que ce fécours donneroit de la confiftence à la tête des os, les fortifieroit, & s'oppoferoit à leur ramolliffement. En effet, l'expérience confirma mon opinion; car la douche prife fur toutes les articulations affectées, pendant vingt-quatre jours, les fortifia, diffipa totalement la groffeur des os, & les rétablit dans leur état naturel. Dès-lors, la Demoifelle dévenuë nubile, a toujours joui de la meilleure fanté, & n'a jamais plus eû aucun veftige de cette maladie, fi préjudiciable, furtout au fexe, lorfqu'il fe deftine au mariage, ne donnant alors le jour qu'à des êtres mal conformés, qui peuvent fe multiplier de plus en plus, & les mères, qui pis eft, périffant fouvent dans l'accouchement.

LE s Eaux d'Aix ont auffi fouvent guéri, au moyen de la douche, les maux de tête opiniâtres & la furdité, principalement lorfqu'elle eft récente, & & qu'elle eft occafionnée par une fuppreffion de transpiration de la tête. (Je rapporterai à ce fujet une Obfervation des mieux caractérifées.) Mais le doucheur, dans ce cas, ne doit pas manquer de faire entrer de l'Eau minérale dans les oreilles du malade: cette efpèce d'injection ramollit & facilite la fortie de la cire amaffée & endurcie, qui, bien fouvent, eft la feule caufe de cette maladie.

OBSERVATION SEIZIEME.

D'une Surdité.

UN Garçon Perruquier de 25 ans, faifant fon tour de France, fatigué par la chaleur & la longueur de la route, fe repofe à l'ombre pour y prendre le frais; il fe couche fur l'herbe encore humide, & s'y endort pendant plus d'une heure : mais quelle eft fa furprife, lorfqu'à fon réveil il fent un bourdonnement dans les oreilles, & s'apperçoit qu'il eft abfolument fourd de celle fur laquelle il s'étoit endormi? Il fe lève promptement, & fe hâte d'arriver à Lyon pour y porter remède. Il confulte & met d'abord en exécution

les faignées du pied, les fomentations, les veſſicatoires
& injections, le tout ſans aucun ſuccès : Le déſeſ-
poir & la crainte de ne jamais guérir, le jettent
dans l'abbatement & la triſteſſe ; enfin, après deux
mois de traitement, il ſe détermina à quitter Lyon.
Arrivé à Chambery on me l'adreſſa ; & m'ayant fait
le récit de ſon cas & des remèdes dont il avoit uſé, je
l'envoyai auſſitôt à Aix, prendre la douche ſur la
partie affectée, le conſolant, & lui promettant une
guériſon aſſurée. Quelques jours après je vis revenir
mon homme, d'une gaïeté & d'une ſatisfaction ſans
égale, qui me dit, qu'à la quatriéme douche ſa ſur-
dité s'étoit entièrement diſſipée ; qu'il avoit l'ouïe de
ce côté auſſi fine que de l'autre, & qu'il alloit
prôner partout le merveilleux effet de nos Eaux.

ON emploie encore ſouvent, avec beaucoup de
ſuccès, les Eaux d'Aix en bains & en douches,
dans les obſtructions & les tumeurs du bas-ventre,
pourvû cependant qu'elles né ſoient point compliquées
avec la fiévre. J'en citerai trois cas à peu-près ſemblables, dont je ne ferai qu'une ſeule Obſervation.

OBSERVATION DIX-SEPTIEME.

Sur des Obſtructions.

TROIS perſonnes de diſtinction, dont l'un Com-
mandeur de Malthe, & les deux autres Militai-
res, atteints d'obſtructions bien caractériſées, après
avoir uſé de pluſieurs remèdes, allerent à Aix de
l'avis de leurs Médécins reſpectifs. L'un des trois

pórtoit dépuis longtems une rate tellement obftruée, qu'elle occupoit tout l'hypocondre gauche, & fe faifoit appercevoir jufques près du nombril. Le foie chez les deux autres étoit le vifcère malade : dans l'un, à la fuite d'une jauniffe invétérée, & dans l'autre, par un mauvais régime pratiqué dépuis longtems, & des digeftions encore plus mauvaifes. Tous trois étoient dans un pitoyable état, & fouffroient tous les fymptômes qui dépendent de ces maladies. Ils commencerent à prendre chacun quinze bains, & bûvoient, en même tems, tous les matins environ deux livres d'Eau de Souffre ; enfuite ils prirent, fur les parties même affectées, des douches d'abord légères en force & en durée : mais s'appercevant qu'ils en étoient beaucoup foulagés, ils jugerent à propos, par le confeil de leurs Médécins, d'aller jufqu'à vingt, en les prenant toujours fur le même lieu, & les rendant plus longues & plus fortes : Elles eurent tout le fuccès qu'on pouvoit en attendre ; car ils partirent d'Aix jouiffant d'une bonne fanté, mangeant de toutes fortes d'alimens comme les autres, fans fouffrir aucune incommodité du côté de la digeftion : le coloris de leur vifage étoit abfolument changé, & le volume du bas-ventre revenu à un état fi naturel, que par le tact on n'appercevoit plus ni engorgement ni dureté dans les vifcères.

CEs Eaux font un remède affuré, prifes furtout en bains, dans les maladies de la peau, telles que les dartres, la galle & la teigne ; & je fuis perfuadé qu'elles feroient encore bien plus efficaces dans tous

ces cas, si, afin de retirer tout l'avantage possible de
leur vapeur sulfureuse, on prenoit les bains à la Source
même. Nous avons vû réussir plusieurs fois ces Eaux
en douche dans la stérilité, lorsqu'elle dépend en
général d'une constitution foible & délicate, ou qu'on
a lieu de présumer l'inertie des nerfs, surtout de ceux
qui se distribuent aux parties de la génération. J'en
ai une Observation bien constatée dans la femme d'un
Intendant, dont le genre nerveux étoit extrèmement
sensible, délicat & aisé à émouvoir. Mariée dépuis
quelques années, sans être mère, & désirant ardem-
ment de pouvoir le dévenir, elle fit un voyage en
Savoye pour changer d'air; elle y témoignoit souvent
l'envie qu'elle auroit d'avoir un enfant, & souvent
on lui disoit que les Eaux d'Aix étoient merveilleuses
pour remplir ses désirs. En effet, elle y alla, prit
d'abord quelques bains, ensuite desquels elle se fit
donner la douche sur toute la région des lombes, &
principalement sur l'os sacrum, d'où sort une partie
des nerfs qui vont à la matrice; & neuf mois environ
après son retour des Eaux, elle accoucha d'un gros
garçon, à sa grande joie & à la satisfaction de toute
sa famille, & qui plus est, sans avoir souffert aucune
incommodité pendant tout le tems de sa grossesse.

A La suite de la 17e. Observation, dans laquelle
on a vû que la douche a été utilement donnée
pour des maladies internes, immédiatement sur la
partie même affectée; je pourrois en ajouter encore
deux autres, de cas d'une nature bien différente, où
la douche, employée de même, a eû un succès pareil :

l'un eſt une hydropiſie aſcite, à la vérité, ſans fiévre, radicalement guérie par la douche, que je fis prendre, pendant douze à quinze jours, ſur toute l'étenduë du bas-ventre, avec un cornet plus long & d'un calibre plus étroit, que ceux dont on ſe ſert ordinairement, pour en augmenter la force. Ce remède fut ſuivi les premiers jours d'une tranſpiration des plus abondantes, avec une diminution ſenſible du volume du ventre. Cette tranſpiration, qui ſe ſupprima ſans cauſe apparente, fut enſuite remplacée par un flux copieux & continuel d'urines bourbeuſes, qui acheverent la guériſon. L'autre cas eſt une guériſon d'écrouelles, en partie ulcérées & ſituées ſous le col, opérée par la boiſſon, les bains & la douche des Eaux, priſe ſur les tumeurs mêmes : Le malade avoit auparavant uſé, pendant quelque tems, de pluſieurs remèdes fondans; & j'y avois même fait faire quelques frictions mercurielles, ſans que ce traitement eût beaucoup diminué ſon mal (d).

Ce ſont ſouvent les circonſtances & le dégré de la maladie, les différens moyens inutilement employés, & le conſentement du malade à en tenter d'autres, parcequ'il eſt fatigué de la longueur de la maladie; ce ſont, dis-je, toutes ces conſidérations qui engagent le Médécin à mettre en uſage certains remèdes qui

---

(d) On lit dans les Prix remportés à l'Académie Royale de Chirurgie de Paris, Tom. 6. dans une Diſſertation de Mr. Bordeu, les Obſervations 4. & 12. d'Ecrouelles guéries par les bains & douches des Eaux de Baréges, dont les vertus ont beaucoup d'analogie avec les nôtres; & j'avouë franchement que c'eſt d'après la lecture de ces Obſervations, que j'en fis l'expérience dans le cas dont il s'agit ici.

paroiffent d'abord téméraires & ridicules, ou qui fentent un peu l'effai, & qui ne laiffent pas quelquefois d'avoir des fuccès favorables. Mais quoique j'aie été affez heureux pour réuffir dans les deux occafions que je viens de citer, je ne confeillerois cependant pas de fuivre toujours mon exemple : la fiévre peut furvenir; ces tumeurs, tant internes qu'externes, peuvent s'enfiâmer ; il peut enfin naître mille autres accidens, auxquels on n'eft quelquefois plus à tems de remédier : alors le blâme ou la honte pour le Médécin, & la mort, qui pis eft, pour le malade, font les feuls fruits qu'on retire d'une hardieffe peu réfléchie : l'Obfervation fuivante en fera une preuve évidente.

OBSERVATION DIX-HUITIEME.

Sur une Tumeur à la matrice.

UNE Demoifelle de 36 à 40 ans, d'un tempérament qui participoit du bilieux & du mélancolique, avoit dépuis longtems une tumeur dure, rénitente & affez élevée à la matrice, pour laquelle elle avoit déja fait divers remèdes, fans avoir jamais voulu en continuer aucun, parcequ'ils n'emportoient pas fon mal, comme elle l'auroit fouhaité, au bout de quatre à cinq jours. Son Médécin, rébuté de fa mauvaife humeur, lui propofe les Eaux d'Aix; elle y confent: après les avoir bû pendant quelque tems, & pris quinze bains & fix douches légères fur la partie malade, elle fut tellement foulagée, qu'elle fe crut prefque guérie, parceque fa tumeur avoit d'ailleurs confidérablement diminué. Elle quitte donc les Eaux, paffe l'année dans un état beaucoup meilleur, & atten-

dit tranquillement que le tems des Eaux fût revenu :
Alors elle fut impatiente d'y retourner, efpérant d'en
partir entièrement délivrée de fa tumeur. Mais les
chofes changerent bien de face ; car voulant fe conduire à fa guife & renchérir fur le traitement de
l'année précédente, elle fut d'abord obligée d'abandonner la boiffon des Eaux, parcequ'elles ne paffoient
pas, fatiguoient l'eftomac, donnoient des naufées &
ôtoient l'appétit. Les bains, qu'elle voulut prendre
trop chauds, l'agiterent à tel point, qu'elle perdit
totalement le fommeil, & lui cauferent une chaleur
acre & mordante dans tout le corps, principalement
à la région hypogaftrique. Enfin, la douche,
qu'elle fe faifoit donner tous les jours avec affez de
force, alluma la fiévre accompagnée de douleurs vives
& lancinantes à fa tumeur. Etant à Aix, elle me
confulta ; & après m'être bien informé du fait, je
lui confeilla de ceffer bien vîte tout ufage des
Eaux, & de partir au plûtôt pour fuivre une méthode
entièrement oppofée, fi elle ne vouloit pas être bientôt
atteinte d'un cancer à la matrice.

CETTE Obfervation, où la tumeur commençant à
s'enflâmer, auroit fans doute paffé à fuppuration & dégénéré en cancer, fuffit pour montrer avec quelle
prudence il faut fe comporter dans l'ufage des Eaux,
rélativement à ces fortes de cas ; qu'elles ne doivent
être permifes qu'après un mûr examen de l'état du
malade, & qu'il convient d'être en garde fur le
changement, fouvent trop favorable, qu'elles procurent dès les premiers jours qu'on en ufe.

LES

LEs Eaux Thermales d'Aix tiennent, fans contredit, un des premiers rangs dans le traitement des
affections vaporeufes (e): Cette maladie, fi fouvent
rébelle aux remèdes les mieux adaptés, & qui tour-
mente fi fort les Médécins & ceux qui en font atteints,
réfifte rarement à leur ufage. C'eft dans ces Eaux que
les hypocondriaques & les hyftériques viennent noyer
cette humeur noire, ces fuffocations & ces fyncopes,
ce fentiment extraordinaire de chaud & de froid,
qui fe fuccéde quelquefois fubitement; cet abbatement & ce goût pour la folitude ; en un mot, tous ces
autres fymptômes, qu'il feroit trop long de narrer ici, &
qui font de cette maladie un Protée, qui met fouvent en
défaut le Médécin le plus clair-voyant (f). En effet,
outre les qualités & les vertus de l'eau commune, elles
ont encore celles qui réfultent de la combinaifon de
ces principes minéraux préparés par les mains de la
nature, & qui, portés par le moyen du véhicule
aqueux dans les plus petits tuyaux du corps, délayent
les humeurs, follicitent doucement les parties folides,
évacuent les matières arrêtées ou ralenties; & réta-
bliffant le reffort & le ton, procurent le calme à toute

(e) At fi affectus his non cedat remediis, eundum eft ad
aquas ferreas : etfi neque hir, tum ad fulphureas, quales funt
Bathonienfes. *Sydenham*, de affect. hyfter. & hypochond.
procefl. integ. in morb. omnibus curand.
(f) Dies me deficeret, fi omnia quæ affectus hyftericos
gravant fymptomata enumerare velim ; tam diverfâ atque ab
invicem contrariâ fpecie variantia, quam nec Proteus lufit
unquam, nec coloratus fpectatur chamæleon, *Sydenham*, Diflert.
Epift. de affect. hyft. ad *G. Cole*, D. M.

K

la machine. Mais des Obfervations convaincrent encore mieux de leur efficacité, que la théorie la plus
folide & les raifonnemens les plus fpécieux.

OBSERVATION DIX-NEUVIEME.

Sur une Affection fpafmodique.

UNE femme âgée de 36 ans, d'un tempérament
fanguin, de beaucoup d'embonpoint, & ménant
dépuis quelque tems une vie fédentaire, fut attaquée
de vertiges fi violens, qu'il falloit à chaque inftant
qu'elle s'arrêtât; tous les objets lui paroiffoient tourner; & lorfqu'elle vouloit en fixer un, il lui furvenoit
une défaillance. Enfin, le mal augmentant, elle fut
obligée de garder le lit. Je fus appellé; je lui trouvai
le vifage d'un rouge foncé, le pouls extrèmement
vif & irrégulier; & beaucoup de force dans les pulfa-
tions, une chaleur plus que naturelle, & un flux affez
abondant d'urines pâles & limpides (g). Voyant
que toute la machine étoit dans un fpafme qui me
faifoit appréhender une ftafe du fang dans le cerveau,
je fis faire tout de fuite une faignée du pied, & prescrivis plufieurs lavemens émolliens, des fomentations

---

(g) Inter omnia vero quæ in hoc morbo comparent phœno-
mena, illud maximè proprium eft, atque ab eo ferè infepara-
bile, quod fcilicèt ægræ urinam fubindè reddant planè limpi-
dam ad inftar aquæ è rupibus fcaturientis, idque fatis copiosè;
quod quidem ego figillatìm percontando, in omnibus ferè
didici fignum effe pathognomonicum eorum affectuum, quos
in fœminis hyftericos, in moribus hypocondriacos appellandos
cenfemus. *Sydenham*, in Differt. Epift. ad *G. Cole*, D. M.
de affect. hyft.

de même nature fur les jambes & les pieds, avec une ample boiffon de petit-lait. Tous ces remèdes parurent diminuer une partie des fymptômes; l'écoulement d'urines dévint moindre, quoiqu'elle bût beaucoup; le pouls & la chaleur revinrent à leur état naturel: mais les étourdiffemens étant prefque toujours auffi forts, j'en vins à une faignée du bras, qui fut fuivie le lendemain d'un doux minoratif, indiqué par la blancheur & la faleté de la langue, & le défaut d'appétit, dont fe plaignoit depuis quelque tems la malade, qui, d'ailleurs en fanté, mangeoit beaucoup. Cette feconde faignée, le purgatif, un veficatoire appliqué à la nuque, & plufieurs autres moyens, ne réuffiffant pas à ma fantaifie pour détruire ces étourdiffemens, à la vérité un peu diminués, mais qui l'empéchoient cependant de vaquer à fes affaires; je lui confeillai d'aller boire les Eaux, tous les matins à la dofe d'une livre en deux fois, & prendre en même tems un bain par jour, de trois quarts-d'heure (h). Elle partit; & après avoir fuivi cette méthode pendant quatre à cinq jours, elle me fit dire que fes vertiges étoient moindres, qu'elle reftoit debout pendant une partie de la journée, & que l'appétit revenoit peu à peu; je lui écrivis d'augmenter la dofe de la boiffon des Eaux, la durée des bains, & de fe promener en fe faifant aider par quelqu'un, fi elle ne pouvoit pas le faire feule. Après vingt jours d'une exactitude étonnante

(h) Quoad ufum *Aquarum Bathonienfium*, duobus diebus bibat eas, ac tertio die per modum balnei eas ingrediatur, atque ità alternatim per fex feptimanas vel duos menfes. *Sydenham*, Procef. integr. de morb. curand.

à ce traitement, elle revint fans le moindre reffentiment de vertiges, & jouiffant de la meilleure fanté.

OBSERVATION VINGTIEME.

Sur une Affection hypocondriaque.

UN homme de 30 ans, d'un tempérament bilieux, d'une complexion maigre, d'un caractère vif & bouillant, & qui aimoit beaucoup la fociété, eut un chagrin cuifant, caufé par la mort d'un de fes plus intimes amis; cette perte fut un coup de foudre, & lui fit une telle impreffion, que dès l'inftant il quitta toute efpèce de compagnie, pour fe livrer à des réflexions triftes & fombres (*i*); il en vint même jus-qu'à refufer la nourriture, malgré les raifons confo-lantes que s'efforçoient de lui inculquer ceux qui s'in-téreffoient à fa confervation. Il ne tarda guéres à s'appercevoir du dérangement de fa fanté, qui, jus-qu'alors, n'avoit jamais fouffert la moindre atteinte; des palpitations fortes, & fouvent fuivies de la perte de fentiment, des fuffocations afthmatiques, qui leur fuccédoient, des douleurs errantes, tantôt dans les bras & le col, tantôt dans les cuiffes & les jambes, & de plus, un dégoût pour toute forte d'alimens; tel étoit l'état où je trouvai le malade lorfqu'il me fit appeller. D'après le détail de ce qui avoit précédé, la caufe de

_____

(*i*) Caufæ autem hujus morbi procatarticæ feu externæ, vel funt vehementiores corporis motus, vel etiam multò fæpiùs violenta quædam animi commotio, à repentino aliquo five iræ, five doloris, five etiam timoris & fimilium pathematum infultu. *Sydenham*, in Differt. Epift. ad *G. Cole*, D. M. de affect. hyft.

de tous ces symptômes me parut être la délicatesse & la
grande sensibilité des vaisseaux & des nerfs qui vont au
cœur, au diaphragme & aux poûmons, occasionnées
par la violente secousse qu'ils avoient reçus de cette
affection de l'ame. Pour diminuer au plûtôt ces violens accès d'asthme & de palpitation, *urgentiori suc-*
currendum, j'ordonnai une potion cordiale & narco-
tique, avec l'eau de menthe, le laudanum liquide,
l'esprit volatil huileux, & le syrop d'écorce d'oranges,
de laquelle il prenoit une cuillérée chaque demi-
heure : Elle calma d'abord les suffocations ; & les palpitations ne reparurent plus avec autant de force. Deux
heures environ après que le malade eut commencé d'u-
ser de cette mixture, il lui survint une douce moiteur, &
il dormit près de quatre à cinq heures : Le lendemain je le purgeai avec un doux minoratif, pour le
préparer aux Eaux d'Aix, que je lui avois déja proposé. Il refusa d'abord avec opiniâtreté, & la purgation & l'usage des Eaux ; mais l'ayant insensiblement
ramené à la raison, & s'appercevant d'ailleurs qu'il
se trouvoit mieux, il céda à mes instances & à celles
des assistans. Le traitement que je prescrivis, fut
d'user tous les matins à jeûn, d'un bol de trente grains
de kinkina en poudre fine, huit grains de limaille
de fer, liés avec la conserve d'aunée, en bûvant par
dessus deux verres d'Eau de souffre ; de prendre, avant
le souper, un bain d'une heure ; de faire beaucoup
d'exercice le matin en prenant son bol & ses Eaux,
& de se dissiper en fréquentant la bonne compagnie.
Le malade, au lieu de demeurer quinze jours,
comme nous en étions convenus, s'y trouva si bien,
qu'il continua les rémèdes pendant un mois & demi,

& laiſla à Aix cette chaîne de maux bizarres qu'il y avoit porté.

***

ARTICLE II.

Des Maladies où les Eaux d'Aix ſont ſalutaires, priſes intérieurement.

SI les Eaux Sulfureuſes d'Aix, appliquées à l'extérieur dans une infinité de cas, exigent des connoiſſances de la part du Médécin; à plus forte raiſon doivent-elles en exiger, ſoit de la part du remède, ſoit de celle des autres parties de la Médécine, quand il s'agira de les faire prendre intérieurement (*k*). On peut encore ceſſer tout de ſuite l'uſage d'un remède externe, adminiſtré mal-à-propos, ou parer aux inconvéniens qu'il a cauſés; mais il n'eſt pas auſſi aiſé de le faire pour un remède interne pris à contre-tems : dès qu'il eſt une fois parvenu à l'eſtomac, ſon effet phyſique ne dépend plus, pour ainſi dire, de nous; il faut néceſſairement que de ſon action & de celle des forces vitales combinées, il en naiſſe tel ou tel mouvement, qui, ſouvent contre les vûës du Médécin, dévient nuiſible au malade : Le Praticien, toujours de bonne-foi, le donne bien dans une telle intention ; mais ſi cette intention étoit conſtamment remplie, aucune maladie ne réſiſteroit au remède ; elles ſe-

***

(*k*) In animi etiam notione medicamenta reponantur, quæ ad morborum curationem pertinent, eorumque modi, quot & quomodo in ſingulis ſe habeant. Hoc enim in re Medicâ, principium, medium & finem obtinet. *Hypp.* Lib. de decenti habitu.

roient toutes emportées dans l'instant (*l*). Il convient
donc, lorsqu'on prescrit ces Eaux en boisson dans les
différens cas où elles sont appropriées, de savoir
quels sont les forces & l'état de l'estomac? Quelle est
la dose qu'il en peut supporter? Comment les principes minéraux, qu'elles charient, se combineront
avec les sucs digestifs? Quel changement ils appor-
teront à la bile naturelle & à celle qui sera dépravée?
En un mot, il faut au moins que celui qui les
conseille, puisse pronostiquer à peu-près l'effet qu'elles
doivent produire. Enfin, il convient encore de ne
pas ignorer, si on peut les donner pures ou mélangées, & quelles sont les substances, soit alimenteuses,
soit médicinales, qu'on peut leur associer, sans crainte
de faire des compositions monstrueuses, aussi nuisibles
que dégoûtantes (*m*).

Il est superflu de rappeller ici comment on doit
boire les Eaux, à quelle dose, & les précautions qu'il faut
observer dans leur boisson; on consultera à cet égard
l'Article où est ci-devant détaillée la méthode qu'on
doit suivre dans leur usage. Il s'agit seulement d'indiquer les maladies principales dans lesquelles ces
Eaux, prises à l'intérieur, seules ou avec quelques

(*l*) Ars verò Medica, & nunc, & paulò post, non idem
facit, & sibi contraria facit, eaque sibi ipsis contraria. *Hyp.*
Lib. de loc. in homine, Sect. IV.

(*m*) Il y a des Malades qui viennent boire les Eaux, auxquelles, par l'ordonnance de leurs Médecins, ils mêlent des
poudres, ou autres médicamens, qui forment une boisson
épaisse très-désagréable aux yeux, plus encore, je crois, au
palais.

additions, ont coutume de produire des effets falutaires.

ELLES font très-efficaces dans plufieurs vices de
l'eftomac, furtout dans ceux qui diminuent ou ôtent
même l'appétit, & dont la caufe reconnoît une faburre
accefcente, ou une acidité contre nature dans les fucs
gaftriques : Elles rendent encore à ce vifcère fon
énergie, quand fes tuniques ont été, comme chez
les crapuleux, pour ainfi dire, racornies par la
grande quantité de vins & de liqueurs fpiritueufes;
elles lui rendent alors le dégré de force dont il a béfoin
pour faire fes fonctions. Ces Eaux ont été quelquefois
utiles dans la jauniffe, pourvû cependant qu'il n'y
ait pas de fiévre, & que cette maladie ne dépende que
d'un épaiffiffement & du peu d'énergie de la bile, qui
font l'un & l'autre qu'elle coule difficilement dans fes
vaiffeaux. Je confeille pour l'ordinaire aux malades,
dans ce dernier cas, d'en boire une livre & demi
par jour en trois fois, en ajoutant à chaque verrée,
demi-dragme de *fel de duobus*, ou pareille dofe de
crème de tartre : ces fels diffouts & portés dans les plus
petits tuyaux de la machine, rendent alors ces Eaux
beaucoup plus apéritives, & leur donnent la facilité
de détruire tous les engorgemens qui fe rencontrent
dans les couloirs biliaires.

OBSERVATION. VINGT-UNIEME.

D'un Vomiffement de matières aigres, avec perte
d'appétit.

UN jeune homme de 25 ans, d'une conftitution
vigoureufe, défia fes camarades, dans une
partie de débauche, à boire autant de vin de Mont-

meillant que lui (*n*) : Il but effectivement beaucoup ; mais il gagna & la gageure, & la maladie pour laquelle je fus confulté ; car il perdit dès-lors tout appétit : & fitôt qu'il vouloit prendre la plus légère nourriture, un vomiffement de matières aigres fuccédoit ; des douleurs vives fe faifoient fentir plufieurs fois dans le jour au fcrobicule du cœur, & elles ne s'appaifoient que par un flux abondant de falive aqueufe & extrèmement falée, qui lui rempliffoit la bouche ; le *foda* ou *fer-chaud* le tourmentoit jour & nuit ; & mon débauché maigriffoit à vûë d'œil & craignoit de tomber dans un état de langueur qui le conduifît infenfiblement au tombeau. Un vomitif en lavage, & pris à petite dofe, fut d'abord ce que je crus de mieux indiqué : Il rendit par le haut une prodigieufe quantité de cette falive, mêlée d'une bile poracée, dont l'odeur acide fe faifoit aifément appercevoir ; cette évacuation le foulagea fenfiblement : Le lendemain un bol de rhubarbe avec le fyrop de chicorée compofé, lui fit faire cinq à fix felles de matières à peu-près femblables à celles qu'il avoit vomi ; & pendant les jours fuivans, il ufa d'un électuaire fait avec l'écorce du Pérou, la magnéfie blanche, le cachou & le fyrop d'écorce d'orange. Ce remède calma les douleurs, & diminua cette abondance de falive ; il paroiffoit avoir

---

(*n*) Ce Vin eft, à jufte titre, le meilleur au goût & le plus renommé de tous ceux de la Savoye ; mais il n'eft pas le plus fain, quand on en ufe habituellement : il eft fec & fpiritueux, porte d'abord à la tête, caufe de l'ardeur & du feu dans le gofier, & affecte finguliérement les nerfs : il fait cependant le délice de nos tables, & plaît infiniment aux Etrangers, qui l'appellent *le Bourgogne du Pays.*

un peu plus de goût pour les alimens ; mais les autres symptômes subsistoient presque toujours au même dé-gré. Enfin, après dix ou douze jours, je l'engageai d'aller boire les Eaux moins sulfureuses d'Aix (o), appellées improprement, Eaux d'Alun, en commen-çant par trois verrées chaque matin, & augmentant insensiblement d'un verre chaque fois, jusqu'à la dose de deux bouteilles, à mesure qu'elles passeroient bien, & que son mal diminueroit. Il n'eut pas bû les Eaux pendant deux jours, que le vomissement cessa pres-qu'entièrement ; l'appétit revint ; mais il n'osoit pas s'y livrer ; les douleurs s'appaiserent, ainsi que ce flux de salive aqueuse & salée. Enfin, dans le moins de douze jours, il prit de l'embonpoint, se trouva par-faitement rétabli, & promit de ne plus jouer à un jeu où il avoit été si heureux & si malheureux tout-à-la-fois.

OBSERVATION VINGT-DEUXIEME.

D'une Jauniſſe.

UN Procureur âgé de près de 45 ans, d'un tem-pérament bilieux, qui avoit toujours joui d'une bonne santé, souffroit d'une pésanteur sourde & dou-loureuse dans l'hypocondre droit, qui se faisoit sentir tous les jours environ trois heures après le repas. Cet homme, robuste d'ailleurs, supporta cette incom-

(o) Je conseillai préférablement les Eaux de la Source supé-rieure, parcequ'elles contiennent beaucoup plus de terre absor-bante, que celles de l'autre Source ; & conséquemment je pense qu'elles sont bien plus efficaces, dans ces sortes de cas, que celles de la Source inférieure.

modité, pendant quelque tems, fans fe plaindre, efpérant toujours qu'elle fe diffiperoit. Me rencontrant un jour en ruë, il me parla de fon mal; & fans l'approfondir, je me contentai de lui dire qu'il falloit fe purger, & ne pas fe mettre au travail d'abord après le dîner. Je ne fais s'il exécuta mon ordonnance, ou non ; mais quinze jours s'étant paffés, il fut étonné un matin de fe réveiller avec une légère teinte jaunâtre dans toute l'habitude du corps, & furtout dans les yeux : cette couleur augmenta au point qu'il n'ofoit plus fortir. Il me fit demander, me raconta ce qui lui étoit arrivé, & me dit que dépuis que fa peau avoit commencé à jaunir, il ne reffentoit plus cette péfanteur dont il m'avoit parlé un mois auparavant; mais qu'il avoit, en échange, un dégoût général pour tous les alimens & boiffons, hormis celle du vinaigre, qui feule lui faifoit plaifir; un ennui & des laffitudes exceffives, des gonflemens dans le bas-ventre, des urines & des fueurs qui teignoient fon linge en jaune; le tout étoit cependant fans fiévre. Dès le lendemain je le purgeai avec la manne, la rhubarbe & le fel de Glauber, & le mis à l'ufage du petit-lait, dans lequel on écrafoit un certain nombre de cloportes; je lui recommandai en même tems l'équitation tous les matins, pour aider le paffage du petit-lait, & faire couler la bile. Ces remèdes, continués pendant quelque tems, n'ayant pas eû tout le fuccès attendu, je lui fuggérai la boiffon des Eaux de la Source d'en-haut, à la dofe de deux livres en quatre verres, d'ajouter à chacun vingt grains de fel *de duobus*, & de fe promener beaucoup en les bûvant. Ces Eaux ne tardèrent pas à opérer un bon effet; elles lui firent rendre une quantité prodigieuse d'urines, qui dévenoient chaque jour moins colorées; son tein, au bout de huit jours, se trouva presque naturel; le dégoût & tous les autres symptômes s'évanouirent insensiblement, & la santé reparut aussi ferme qu'auparavant.

IL n'est pas étonnant que ce double usage des Eaux; c'est-à-dire, en bains & boisson, réussissent admirablement dans les maladies de la peau, principalement celles appellées de préférence, Eaux de Souffre; on sait que ce minéral est presque regardé comme le spécifique des affections cutanées (p); il est porté, par la boisson, jusques dans les plus petits vaisseaux; & poussant ainsi du centre à la circonférence, il chasse, par la transpiration, l'humeur morbifique qui croupit dans les pôres de la peau. Ces Eaux ont encore été souvent utiles dans certaines maladies de la vessie, & surtout dans la colique néphrétique, lorsqu'elle est occasionnée par des glaires qui embarrassent la sécrétion & le libre cours de l'urine (q).

OBSERVATION VINGT-TROISIEME.
Sur des Douleurs néphrétiques.

UNE paysanne des environs d'Aix, d'un tempérament phlegmatique, fut atteinte, environ une année après avoir perdu ses règles, de quelques dou-

---

(p) Voyez le Précis de la Matière médicale de Mr. *Lieutaud*, Médécin des Enfans de France, tom. 2 de la dern. Edit.

(q) Thermæ vires possident resolventes, aperitivas, roborantes & purificantes. *Cartheuser fund. mater. medic. cap.* 2. *de aquis medicat. miner.*

leurs fourdes dans la région des lombes ; elle crut d'a-
bord que ces douleurs étoient occaſionnées par le
chaud & le froid, & gagnées aux travaux de la campagne : Cependant l'augmentation du mal, accompagnée de difficulté d'uriner & d'une péſanteur dans
la cuiſſe gauche, qu'elle éprouvoit par intervalle ; &
obſervant d'ailleurs qu'elle n'urinoit pas comme à ſon
ordinaire ; tous ces ſymptômes l'engagerent à demander conſeil : elle vint à moi par hazard ; & m'ayant
expliqué ſes ſouffrances, autant que le peut une
femme des champs, j'exigeai qu'elle piſsât dans un
pot-de-chambre, & qu'elle mît de ſon urine dans un
verre, afin que je puſſe l'examiner. La malade, peu
accoutumée de rendre ſes urines dans un vaſe, ſe prit
à rire, me regarda comme un fou, & crut que je me
moquois d'elle. Je fis tout mon poſſible pour la
perſuader, & je n'eus pas une petite peine à l'y faire
conſentir. Enfin, lui ayant fait remarquer dans ſes
urines, à ſon grand étonnement, des glaires épaiſſes
& viſqueuſes, comme du blanc d'œuf, dépoſées au
fond du verre, & qui le rempliſſoient à moitié, je
lui dis que le remède étoit tout proche de chez elle ;
qu'il s'agiſſoit de ſe baigner, pendant quinze jours,
dans le baſſin des Eaux de Souffre, & boire tous les
matins à jeûn, une bouteille ou une bouteille &
demi des mêmes Eaux ; & qu'après avoir achevé
l'uſage des Eaux, il falloit, quand elle ſeroit chez elle,
pour empécher le retour du mal, prendre, pendant
quelque tems, du ſavon de la groſſeur d'une noix,
qu'elle feroit diſſoudre dans un grand verre d'eau,
où elle auroit fait bouillir une bonne pincée de feuilles
de pariétaire. Cette femme, que j'avois dès-lors

totalement perdu de vûë, trois mois aprés, vint m'apporter, par réconnoiſſance, une douzaine d'œufs, en
m'aſſurant que les Eaux l'avoient abſolument guérie,
& qu'elle n'avoit même uſé que deux ou trois fois
de ma ſavonnade. (C'eſt ainſi qu'elle s'expliqua.)

OBSERVATION VINGT-QUATRIEME.

Sur une Affection de la veſſie urinaire.

UN Militaire âgé de 72 ans, portoit dépuis long
tems une maladie à la veſſie, que les Médécins
& Chirurgiens conſultés, avoient caractériſée d'affection morveuſe. Après pluſieurs différens remèdes,
deſquels il n'avoit pas reçu beaucoup de ſoulagement,
vû ſon grand âge & l'ancienneté du mal, on propoſa
la boiſſon des Eaux de Souffre à petites doſes, &
des injections dans la veſſie avec les mêmes Eaux.
Cet uſage, continué pendant un certain tems, diminua effectivement ſes douleurs, & lui faiſoit rendre
avec les urines, & beaucoup plus aiſément qu'auparavant, des matières parfaitement ſemblables à la
morve : il ne fut pas guéri, à la vérité ; mais du
moins il vécut encore environ un an dans cet état
de calme, qu'on peut regarder ici comme une guériſon. A la fin la fiévre lente & la maraſme s'étant mis de
la partie, terminerent ſes maux & ſes jours.

OBSERVATION VINGT-CINQUIEME.

D'une Affection cutanée.

LE fils du Sr. Borſon de S. Pierre d'Albigny, âgé
de 11 ans, d'une conſtitution maigre & fluette,
ſouffroit, depuis près d'un an, des vives démangeai-

fons dans toute l'habitude du corps, qui l'obligeoient à fe grater à chaque inftant, au point de fe déchirer la peau, fans cependant qu'il parût à fa furface ni boutons, ni éruptions dartreufes, ni aucun fuintement de férofité. A tout cela fuccédoient des douleurs cuifantes, & la peau s'en alloit en écailles farineufes. Ayant été demandé pour voir un malade dans cet endroit, le père m'amena fon fils pour l'examiner; je m'informai furtout s'il tranfpiroit facilement? Et l'enfant me répondit, qu'il ne fuoit jamais, quoiqu'il eût beau courir & fe fatiguer. L'acreté & l'épaifliffe-ment de l'infenfible tranfpiration me femblerent être la feule caufe de cette maladie : il falloit par confé-quent adoucir, atténuer & procurer une iffuë à cette humeur. Les Eaux de Souffre, d'ailleurs diapho-rétiques, me paroifIant propres à remplir ces indica-tions, je les lui confeillai en boiffon, coupées avec un tiers de lait le matin, & en même tems de prendre le foir un bain, une heure avant le foûper; lui défen-dant en outre tous les alimens qui pourroient aug-menter le vice que je foupçonnois. Après avoir ufé de ces remèdes & obfervé le régime prefcrit, pendant dix-huit ou vingt jours, le jeune homme n'eut pas le plus petit prurit; il reprit le fommeil, dont il ne pouvoit jouir auparavant, à caufe des fréquentes démangeaifons; fa peau dévint fouple & moite, & l'embonpoint qu'il acquéroit chaque jour, annonça fa parfaite guérifon.

OBSERVATION VINGT-SIXIEME.

D'une Gale.

UN de mes amis, âgé d'environ 40 ans, ayant couché avec un galeux, ne s'apperçut pas d'avoir gagné cette maladie incommode, qui se déclara au bout de quatre jours. Comme je le fréquentois souvent, & que je le voyois continuellement se grater, je lui dis, que je soupçonnois très-fort qu'il eût attrapé la gale : mais s'imaginant que ce n'étoit que des échauboulures, nous en vinmes à l'examen, & je le lui confirmai. Ennuyé, & voulant se défaire au plûtôt d'un mal qui l'obligeoit à se séquestrer de la société, parcequ'il suppose toujours de la malpropreté; je le fis aussitôt saigner & purger, pour l'envoyer promptement boire les Eaux de Souffre, s'y baigner pendant quelques jours, & à son retour le faire frotter avec une pommade, si les Eaux ne le guérissoient pas : Mais dès qu'il eut bû les Eaux environ quinze jours, & pris autant de bains, les démangeaisons & les vives cuissons cesserent, les boutons de gale disparurent entièrement; il reprit une peau nouvelle, & n'eut plus besoin d'aucune onction, ni d'autre remède pour cette maladie.

ENFIN, l'usage intérieur des Eaux d'Aix est particulièrement consacré dans plusieurs maladies de poitrine, surtout pour les personnes qui l'ont naturellement délicate ou délabrée par des rhumes

fréquens

fréquens (r). Quelquefois on les boit pures, &
souvent on les coupe avec partie égale, ou avec
un tiers de lait de chévre ou de vache; elles ont, ainsi
mélangées, des succès surprenans dans l'asthme sec &
nerveux (s), & dans les tempéramens disposés à la
phtysie : elles sont expectorantes, fondent doucement
l'humeur des bronches épaissies , & réussissent par
conséquent souvent dans les tubercules lymphatiques
du poumon, surtout celles appellées *Eaux de Souffre*.
C'est sans contredit à la vertu incisive & savonneuse
du foie de souffre qu'elles contiennent, qu'est dûe
leur propriété béchique ; aussi voit-on rarement les
habitans d'Aix dévenir asthmatiques, & très-peu
mourir de phtysie pulmonaire; ils ont d'abord recours
à la boisson de ces Eaux pour le plus petit rhume, &
à la moindre affection de poitrine : cette pratique ne
peut, sans doute, être fondée que sur des observations
répétées, & d'après une expérience constante & très-
ancienne parmi eux.

On ne peut s'appercevoir du bon effet que produisent ces Eaux dans tous ces différens cas, qu'après

(r) Les Eaux minérales sulfureuses, telles que celles de
Cauterets & Barèges, qui ont beaucoup de rapport avec les
nôtres, sont une découverte moderne contre les maladies de
la poitrine : Mr. *Vénel, Professeur de Médécine à Montpellier,*
a observé dans plusieurs circonstances, qu'étant enrhumé, ces
Eaux lui enlevoient son rhume dans une matinée. *Matière
Médicale, extraite du Traité des Médicamens de Mr. de Tournefort, & des Leçons de Mr. Ferrein, Doct. Rég. de Paris.*

(s) On a remarqué que les Chevaux atteints de la *Pousse,*
maladie qui n'est autre chose que l'asthme de ces animaux,
reçoivent beaucoup de soulagement par la boisson de ces Eaux,
dont ils s'abreuvent, en les préférant par une sorte d'instinct,
à toutes les autres.

L

en avoir ufé pendant un certain tems ; elles doiyent, avant d'arriver aux poûmons, fubir la loi de la di- geftion, & circuler avec la maffe des humeurs ; cette voie par conféquent longue, eft la raifon pour laquelle les maladies de poitrine font fi rébelles & fi difficiles à guérir ; il faut des remèdes longtems continués, pour que leurs parties actives puiffent s'appliquer en certaine quantité fur le lieu affecté, & corriger le vice que l'on veut détruire. Ceux qui boivent les Eaux de Souffre pour des maux de poitrine, peuvent auffi, s'il n'y a point de contr'indication, prendre les bains en même tems ; c'eft encore un moyen d'introduire dans leur corps une plus grande quantité de parties mé- dicamenteufes. Au refte, c'eft au Médécin d'examiner alors, fi ce double ufage des Eaux convient à la nature de la maladie, ou s'il lui eft contraire & nuifible.

OBSERVATION VINGT-SEPTIEME.

Sur une Toux féche.

UN Bourgeois avec qui je fuis étroitement lié, âgé environ de 45 ans, d'un tempérament fec & affez robufte, étoit atteint, dépuis très-longtems, d'une toux féche & très incommode, de laquelle, malgré mes preffantes & réitérées follicitations, il faifoit peu de cas ; je l'avois plufieurs fois averti d'y faire attention, & de prendre quelques remèdes, fans quoi elle déviendroit férieufe, & pourroit, dans un tems, n'être plus fufceptible de guérifon. Enfin, négli- geant toujours mes avis, & fe donnant d'ailleurs beau- coup de peine à l'agriculture, pour laquelle il a un goût décidé ; fa toux augmenta au point qu'il fut obligé d'abandonner les champs & leur culture, & de venir chercher un prompt foulagement à fon mal. Je l'intimidai fur fon état, & l'engageai vivement d'aller prendre les bains & boire les Eaux d'Aix coupées avec le lait: Il partit, prit feulement quatre ou cinq bains, & but les Eaux fuivant nos conventions; mais fa toux ayant d'abord confidérablement diminué, & le tems lui paroiffant déja trés-long, il revint au bout de huit jours, touffant peu, & très-fatisfait de fon meilleur état. Je ne doute cependant pas, que s'il avoit eû la patience d'y refter plus longtems, les Eaux n'euffent totalement emporté cette toux, dont il fe reffent encore quelquefois.

OBSERVATION VINGT-HUITIEME.

Sur des Douleurs à la poitrine, accompagnées d'une toux fréquente.

UN Réligieux de l'Ordre de S. Dominique, âgé de 38 ans, d'un tempérament fanguin, & d'une conftitution vive & délicate, me confulta fur des tiraillemens & des douleurs fourdes dans la poitrine, accompagnées d'une toux fréquente & fatigante, avec difficulté de refpirer. Ces douleurs, qui étoient affez fixes, fe faifoient fentir fous les vraies côtes, & dans le dos, à la pointe inférieure de l'omoplate; les jouës du malade étoient fouvent colorées d'un rouge vif, furtout lorfque l'irritation continuelle de la toux, & l'opreffion qui s'enfuivoit, avoient tellement fatigué les poûmons, que le fang ne pouvoit plus revenir librement de la tête. D'après l'examen du malade, les caufes me parurent affez fortes pour appréhender un

crachement de fang ; & foupçonnant d'ailleurs une
acrimonie dans les humeurs, je confeillai les bains
& les Eaux en boiffon, coupées avec un tiers de lait
de vache : Mais avant de partir je le fis faigner au bras,
enfuite purger, & règlai le régime qu'il devoit fuivre
pendant leur ufage. Dès qu'il eût pris quelques
bains, & bû les Eaux coupées pendant quelques jours,
fa toux diminua confidérablement ; les douleurs dé-
vinrent à peine fenfibles ; l'appétit & le fommeil
revinrent ; les laffitudes dans les jambes, dont il fe
plaignoit furtout beaucoup, difparurent ; & au bout
d'un mois fa fanté fut affez bien rétablie. Cependant,
pour empêcher le retour du mal, je lui ai dépuis
lors expreffément défendu de prêcher & de chanter
à haute-voix, & confeillé de continuer tous les printems l'ufage du lait, mêlé en place des Eaux, avec
une infufion béchique, dont il s'eft dès-lors très-bien
trouvé.

OBSERVATION VINGT-NEUVIEME.

Sur des Tubercules au poûmon.

UNE Demoifelle de 24 ans, d'un tempérament
affez fanguin, mais délicat, d'un caractère vif
& pétulant, née d'un père mort d'une maladie de
poitrine, ménant une vie très-fédentaire, & fe
nourriffant furtout beaucoup d'alimens qui fournis-
foient un chyle épais & groffier, s'apperçut d'une
diminution fenfible de fes règles, & en même tems
d'une petite toux féche, avec une difficulté dans
la refpiration, qui augmentoit au plus léger mouve-

ment (*t*). Jouiffant d'ailleurs d'une bonne fanté, elle faifoit peu d'attention à tous ces petits maux, dont elle ne prévoyoit pas les conféquences; cependant au bout de .fix mois le flux périodique dévenant encore moindre, la toux plus opiniâtre, & la refpiration plus laborieufe, particulièrement quand elle avoit beaucoup parlé; elle s'en plaignit à fa mère, qui, n'ignorant pas la maladie de fon époux, & craignant le même fort pour fa fille, me pria de la voir. (*u*). En effet, je lui trouvai une toux fréquente, qui aug- mentoit affez fenfiblement après le repas; elle crachoit avec peine des matières gluantes, épaiffes, & en petite quantité, malgré la fréquence de la toux : elle éprouvoit le foir une féchéreffe au gofier, & une petite chaleur dans la paume des mains; fon pouls étoit alors inégal & accéléré : elle dormoit encore, quoique la toux la réveillât par intervalle; & le matin fe trouvant mieux, les autres fonctions s'exécutoient affez bien. D'après tous ces fymptômes, & ce qui avoit précédé, je foupçonnai des tubercules naiffans dans les vaiffeaux capillaires lymphatiques du poûmon, & qui, par leur compreffion, empêchoient aux véficules aëriennes de recevoir la même quantité d'air qu'auparavant. Je fis entrevoir à la mère, qu'on ne devoit pas perdre tems pour déraciner une maladie qui auroit des fuites

---

(*t*) Inter caufas procatarticas quæ phtyfi pulmonari primam anfam præbent, primum locum tenet fuppreffio folitarum eva- cuationum, veluti menftruarum purgationum. *Morton, oper. med. tom.* 1. *cap.* 1 *de caufis phtyfcos.*

(*u*) Phtyfis hæreditaria, ut plurimùm lethalis eft, quia caufa, quæ eam producit, extrà artis fphæram pofita eft. *Mort. de progn. phtyf. cap.* 6. *tom.* 1.

fâcheufes, & qu'en conféquence il falloit faire une faignée à fa fille, & enfuite la purger, pour l'envoyer boire les Eaux de Souffre. Ces remèdes préparatoires appaiferent déja un peu les fymptômes; mais après qu'elle eut bû les Eaux pendant quinze jours, bien loin de diminuer, ils augmenterent beaucoup. Effrayée & croyant que les Eaux ne lui convenoient point, elle ceffa d'en prendre, & vouloit partir : mais un Médécin, qui fe trouva fur l'endroit, ayant été confulté, confeilla une feconde faignée, & la continuation des Eaux pendant quelque tems. En effet, cette dernière faignée rabbatant la fougue & la raréfaction du fang, caufée par les premiers vèrres d'Eau dans une jeune perfonne, d'un tempérament d'ailleurs vif & fanguin, facilita dès-lors leur paffage & leur action, qui, au bout d'un mois & demi, emporterent radicalement la toux & tous les autres fymptômes, & rétablirent parfaitement fa fanté, ainfi que le cours périodique de l'évacuation menstruelle; enforte qu'avec le régime de vivre que je lui prefcrivis, bien différent de celui qu'elle fuivoit cidevant, elle a pour toujours écarté la funefte maladie dont elle étoit ménacée (x).

***

(x) In principio verò, dum pulmones inferciri tantùm contingit, imò in fecundo morbi hujus gradu, ubi tubercula ex longâ infarctione, jam fuccreverunt, dumque cruda & in inflammationem atque ulcerationem minùs prona manent, phtyfis curationem æquè ac cæteri morbi, admmittit. *Morton, loco jam antea citato.*

OBSERVATION TRENTIEME.

D'un Asthme sec périodique.

UN Militaire âgé d'environ 40 ans, d'un tempérament bilieux, d'une constitution forte & vigoureuse, quoique maigre & sec, aimant assez les vins fumeux, & surtout les liqueurs spiritueuses à l'eau-de-vie, eut, après une débauche dans ce genre, un accès d'asthme, dans lequel il faillit à suffoquer : le Chirurgien, qui fut d'abord appellé, le saigna copieusement, & il fut soulagé. Il lui resta de cette première attaque une toux continuelle, sans aucune expectoration, à laquelle se joignirent la difficulté de respirer, & une chaleur brûlante dans la poitrine. Il prit, de son ordonnance, quelque boisson adoucissante, qui, paroissant calmer son mal, lui fit croire qu'il étoit guéri : mais ayant continué son train de vie & l'usage des liqueurs ardentes, il survint un second accès, pour lequel le même Chirurgien employa le même remède, qui fut suivi du même succès. Pendant près d'un an & demi, le malade eut constamment chaque mois, & souvent deux fois dans le mois, des retours asthmatiques, qui dévenoient plus longs & plus violens, & qui lui laissoient un resserrement de poitrine, avec une oppression, qui ne lui permettoient presque plus de vaquer à ses affaires : à chaque paroxisme il avoit toujours recours à la saignée, parceque n'ayant encore, jusques-là, employé aucun autre remède, elle lui avoit toujours été salutaire pour le moment. Enfin, une attaque plus forte que les précédentes l'ayant saisi tout-à-coup, il se crut perdu, & me fit demander : Je trouvai mon

homme horizontalement étendu dans fon lit, qui ne
pouvoit plus parler, tant étoit forte l'oppreſſion ; le
viſage, furtout les yeux, étoient d'un rouge violet, &
les veines extraordinairement gonflées ; le pouls étoit
ferré, & avoit des palpitations fréquentes ; on entendoit un ſifflement ſi grand dans la poitrine, que je crus
que le malade expireroit avant l'arrivée du Chirurgien.
Je fis, en attendant, d'abord ouvrir toutes les fenêtres
& les portes, & mettre le malade dans une ſituation
où le tronc puiſſe être droit, & il fut ſaigné à l'inſtant.
A méſure que le ſang ſortoit, la reſpiration, qui
n'étoit déja plus autant laborieuſe par l'accès de l'air
extérieur, dévenoit de plus en plus aiſée, & la parole
revint. Cette ſaignée n'ayant cependant pas eû tout
l'effet attendu, j'en fis répéter une autre le ſoir ; il
ſurvint un peu de moiteur ; le malade dormit, & le
lendemain il ſe trouva très-bien (y). Connoiſſant
d'ailleurs ſon genre de vie, je le purgeai tout de ſuite,
& le diſpoſai, vû l'ancienneté du mal, à aller prendre
les Eaux de Souffre (z) : Il répugnoit ce remède,
parcequ'il étoit aqueux ; mais lui ayant peint tout le
danger qu'il couroit, ſoit par la nature de la maladie,
ſoit par les fréquentes rechûtes & les abondantes
ſaignées qu'on étoit obligé de lui faire, il ſe rendit à
mon conſeil & partit. La boiſſon des Eaux pendant

(y) Voyez le Manuel des pulmoniques, par Mr. de Rôziere
de la Chaſſagne, Doct. en Médéc. de la Faculté de Montpellier.
(z) Je me déterminai encore avec plus d'aſſurance pour ce
remède, d'après le ſentiment du célèbre Mr. Tiſſot, qui dans
ſon Avis au Peuple, conſeille les Eaux minérales chaudes,
comme un ſécours très-utile pour prévenir ou retarder les accès
de cette maladie.

environ deux mois, accompagnée d'un régime de vivre totalement contraire à l'ancien, retarderent effectivement si bien les accès de son mal, qu'il n'en ressentit aucun pendant près d'un an : il en eut, après ce terme, une légère attaque, qui se dissipa d'abord par le repos & un peu de boisson adoucissante ; & dès-lors usant, par précaution, toutes les années des mêmes Eaux & du même régime, il est parvenu à se guérir d'une maladie terrible pour le moment, & quant à ses suites.

J'AUROIS encore pû ajouter ici plusieurs Observations de différens autres cas particuliers, où les Eaux d'Aix ont opéré avec une merveilleuse efficacité ; mais outre qu'elles me paroîtroient inutiles, je craindrois d'ailleurs qu'elles ne fussent suspectes, ou qu'on ne les crût imaginées dans le Cabinet : car enfin prétendre en faire un remède universel, me paroîtroit un enthousiasme déplacé. Mon premier but, en rapportant ces Observations, a d'abord été le bien de l'humanité ; & le second, celui de démontrer les excellentes propriétés de ces Eaux, & qui leur ont, à juste titre, mérité le dégré de réputation (a) qu'elles possédent depuis si longtems.

_____

(a) Un Médécin de grande renommée avoit, dans un tems, je ne sais pourquoi, tellement mis en discrédit ces Eaux, que pendant les deux ou trois dernieres années qu'il a fait sa résidence aux environs de la Savoye, on n'y voyoit plus venir aucun malade ; mais depuis qu'il est allé habiter un autre climat, il n'a plus eû aucune influence sur le nôtre ; nos Eaux ont heureusement repris leurs anciennes vertus ; les malades reviennent avec affluence, qui plus est, s'en retournent guéris, & continuent à vanter les bons effets qu'elles produisent chaque jour.

ARTICLE III.

Des Cas & des Circonstances où les Eaux font nuifibles & dangéreufes, foit qu'on les prenne à l'intérieur, foit à l'extérieur.

ON a fait voir jufqu'ici les maladies dans lefquelles les Eaux, appliquées extérieurement & intérieurement, font falutaires, & ont eû des fuccès peu douteux ; il s'agit maintenant d'indiquer les cas où, prifes de la même façon, elles feroient nuifibles & dangéreufes. En effet, il eft certain que les Eaux minérales ont dans leur ufage, de même que les autres remèdes, un terme au-delà duquel la prudence ne permet pas d'aller : l'*opium* & le *quinquina* ont le leur : fi on les combine mal ; fi on les donne à trop forte dofe & hors de propos, ils produiront toujours des maux auxquels il fera quelquefois difficile de remédier. Or, l'abus des Eaux Thermales, leur mauvaife adminiftration, tant dans les cas où elles conviennent, que dans ceux où elles ne conviennent pas, peuvent donc aufli avoir des fuites qui, quoiqu'indépendantes du remède en lui-même, feroient néanmoins naître des doutes, des craintes & de la prévention contre lui ; car il entre fouvent, quoiqu'on en dife, un peu de charlatanerie dans bien de guérifons, que des gens intéreffés, & même quelques Médécins, (puifqu'il faut tout dire) attribuent aux Eaux minérales quelconques. Il eft donc effentiel, pour marcher d'un pas affuré, de ne s'adreffer qu'à ceux qui ont une fûre & vraie connoiffance de ces Eaux, ainfi que des maladies auxquelles on peut les employer. C'est ici, comme partout ailleurs, qu'il faut surtout se garantir & ne pas se laisser prendre aux verbiages de certaines gens, qui, afin d'élever leur idole, abandonnent le vrai pour le faux : Un Médécin, en pareil cas, qui conseille les Eaux minérales à tort & à travers, & sans en savoir la compôsition, commence d'abord par les décréditer, fait beaucoup de tort à sa réputation, &, qui pis est, finit par faire souffrir le malade, & détruire le peu de santé qui lui restoit.

EN général l'usage des Eaux à l'intérieur doit être interdit dans toutes les maladies accompagnées de fiévre aiguë (b), excepté cependant les bains, qui peuvent couvenir dans les éruptives, en qualité seulement de bains domestiques tiédes, & comme relâchans, lorsqu'on verroit que le tissu trop serré de la peau, ou les mouvemens vitaux trop forts, s'opposeroient à l'issuë critique de la matière morbifique à travers les pôres cutanés, comme dans les fiévres pourprées, miliaires (c), dans la petite-vérole, & quelquefois

(b) Voyez la Matière médic. extraite du Traité des Médic. de Mr. *de Tournefort*, & des Leçons de Mr. *Ferrein*, Doct. Rég. de Paris, tom. 1. chap. 18.

(c) J'appelle fiévres miliaires particuliérerement celles dans lesquelles il se fait une éruption de petites pustules blanches, semblables aux grains de millet, ou de petites vessies de la grosseur d'une tête d'épingle : Celles-ci, appellées *Sudamina*, parcequ'elles ressemblent à des goutes de sueur, ne contiennent qu'une sérosité acre, claire, & s'écrasent facilement sous les doigts ; celles-là contiennent une matière plus épaisse & blanche, & résistent plus à sa pression; on les voit communément ces dernières chez les accouchées. Pour ne pas confondre les idées, on ne devroit donner le nom d'éruption pourprée, ou de pourpre, qu'aux pustules qui sont de cette couleur, ou du moins qui en approchent.

dans des cas de convulſion. Quant aux Eaux moins
ſulfureuſes, dites mal-à-propos d'Alun, elles peuvent
être employées, dans toutes ſortes de circonſtances,
ſeulement pour des lavemens ſimples & émolliens.

LES Eaux de l'une & l'autre Source ne doivent point
être données, de quelle manière que ce ſoit, aux
phtyſiques, à ceux qui ont la fiévre lente, ou qui ſont
dans le maraſme; & ſi on les a vû réuſſir quelquefois
dans ces cas, (quoiqu'à la vérité rarement) lorſqu'elles
ont été coupées avec moitié ou deux tiers de lait;
leur bon effet devoit alors plûtôt être attribué au lait,
qu'à la petite quantité d'Eau que bûvoient les malades:
on ſent aſſez à quel dégré elles augmenteroient la
chaleur hectique & l'état colliquatif des humeurs, &
combien elles hâteroient la fin de ces malades, en
rendant leur ſituation toujours plus triſte. Il eſt, je
crois, très-inutile d'avertir que la douche les précipi-
teroit encore bien plus promptement, ſi on avoit
l'imprudence de la leur conſeiller (d).

LES maladies vénériennes ſont auſſi du nombre de
celles qui excluent abſolument l'uſage des Eaux;
elles en augmentent tous les ſymptômes, & en réveillent
ſingulièrement les douleurs : on a même de tout tems
obſervé qu'elles ſervoient de pierre de touche à ceux qui
avoient quelques ſoupçons d'en être atteints, & que ſouvent elles contribuoient beaucoup à manifeſter les reſtes

_____

(d) Verùm omnimoda cautela in hujuſmodi remediorum de-
lectu adhibenda eſt : nempè ut ſint admodùm mitia, atque
benigna ; ne ſanguinem calefaciendo, & nimis agitando, atque eo in ſtatum colliquativum, & ſeroſum ulteriùs redu-
cendo, ex accidenti promoveant morbum. *Morton, cap. 6.
de indicat. curativ. phtyſ.*

anciens d'un virus caché & en silence dans quelques parties du corps, surtout si les malades prenoient la douche. Ce miasme de nature, encore peu connu, ne peut apparemment pas s'amalgamer avec les principes qui sont contenus dans ces Eaux. J'ai connu un Militaire étranger, qui, venant aux Eaux prendre la douche sur la jambe, pour une chûte de cheval, avoit gagné en route des bubons vénériens, & qui fut obligé de la cesser, parcequ'elle les irritoit, & en augmentoit considérablement les douleurs. Comme il ne put jamais prendre plus de trois douches, il aima mieux retourner dans son pays, pour se faire traiter de la maladie nouvelle, & remit à l'année suivante la guérison de sa jambe.

Il est encore d'expérience que les Eaux sulfureuses ne conviennent point aux scorbutiques, ni à ceux qui ont une tendance à cette maladie; elles augmenteroient la fonte & la dissolution de la masse des humeurs, dévélopperoient & exalteroient leurs sels acres, & fourniroient au levain scorbutique une plus grande abondance de matière. Elles seroient de même très-nuisibles dans les maladies de bouffissure, & dans les dispositions particulières à l'hydropisie : Donner ces Eaux à quelqu'un qui auroit un commencement d'épanchement dans le bas-ventre ou dans la poitrine, seroit une imprudence des plus grossières. On ne doit pas non plus trop les permettre en boisson aux personnes qui, bûvant beaucoup d'Eau, ne les rendroient pas aisément par les urines. J'ai vû des malades se gorger imprudemment tous les matins de ces Eaux, pendant plusieurs jours, & s'imaginer que plus ils en boiroient, mieux ils s'en trouveroient : J'ai

vû, dis-je, ces malades fouffrir des péfanteurs & des
foiblefles d'eftomac, avoir des gonflemens dans le bas-
ventre, ne pas rendre la moitié des Eaux bûës, &
fe plaindre, pendant tout le jour, d'un mal-aife
général : J'en ai vû d'autres qui faifoient parade d'en
avoir bû trente à quarante grands verres dans la matinée, fans en avoir reffenti, à la vérité, aucune
incommodité pour le moment; mais combien cette
grande quantité d'Eau ne doit-elle pas relâcher les
fibres de l'eftomac, & déranger par la fuite les organes
deftinés à la digeftion ? D'ailleurs il eft bon de faire
obferver ici, que les Eaux dites d'Alun, étant ordi-
dinairement celles que l'on boit le plus fouvent; fi
donc, comme on l'a prétendu jufqu'ici, (& comme
j'en ai prouvé le contraire,) ces Eaux contenoient ce
fel, même en petite quantité; il ne feroit pas poffible
que certains malades, qui en boivent jufqu'à fix livres
& plus dans le matin, même pendant plufieurs jours,
n'en fuffent gravement incommodés, & ne fe reffen-
tiffent à la fin de quelques-uns des pernicieux effets
dûs à cette fubftance, quand elle eft prife intérieurement (e); On ne voit cependant rien arriver de pa-

_____

(e) L'Alun eft regardé de tous les Médécins comme un
minéral très-dangéreux, pris en tant que médicament interne :
ils recommendent prefque tous de ne pas s'en fervir. *Voyez le
favant Mr. Lieutaud dans fa Matière Médicale, T. 2. pag. 120.*
Mr. Ferrein dit expreffément *qu'il ne faut jamais l'employer
intérieurement, vû fes effets confécutifs. T. 2. pag. 359.* Et
Cartheufer s'exprime ainfi : *Aft tutis, me fentiente, atque
felèctis medicamentis internis, nullo prorsùs modo accenferi me-
retur. Fundam. Mater. Med. pag. 120.* Je pourrois en citer
encore plufieurs autres du même fentiment : d'ailleurs on n'i-
gnore pas les maux que produifent les vins dans lefquels les
Marchands mettent de l'Alun, pour les rendre plus clairs ou
plus fumeux.

reil, elles produifent, au contraire, beaucoup de bien à ceux qui en ufent, lorfqu'elles font indiquées ; & fi elles ont quelquefois été contraires à quelques malades, cela doit plûtôt être attribué à la mauvaife application qu'on en a fait, qu'à l'Alun qu'elles ne contiennent pas. Je pourrois encore apporter en preuve l'Obfervation d'un homme pris d'une indigeftion fubite, avec de fortes coliques d'eftomac, & de fréquentes naufées, à qui je confeillai d'aller boire en quantité de l'Eau dite d'Alun, (parcequ'elle étoit plus voifine que celle de Souffre) pour l'exciter à vomir à raifon de fa qualité de tiédeur ; ce qu'elle opéra merveilleufement, & le foulagea dans l'inftant. Certainement, fi cette Eau avoit contenu de l'Alun, elle auroit particulièrement été contraire dans ce cas ; car bien loin de procurer le vomiffement, elle l'auroit plûtôt arrêté, eû égard à la vertu ftiptique de cette fubftance.

Ces Eaux font dangéreufes à boire pour ceux qui portent des abcès & qui ont des ulcères internes : au lieu de les foulager, elles ne font que caufer des agitations & des infomnies, accélérer les progrès & le foyer de la fuppuration, & augmenter la fiévre qui les accompagne prefque toujours. Ceux qui ont des cancers, foit occultes, foit ulcérés, ou chez qui les humeurs, portées d'ailleurs à un haut dégré d'acrimonie, auroient en même tems quelques vices locaux, qui pourroient le faire craindre ; ceux-là, dis-je, doivent peu fe jouer avec la douche & la boiffon des Eaux (f) ; l'une & l'autre pourroient, dans le premier

_____

(f) La douche des Eaux de Barèges, fulfureufes à la vé-

cas, étendre la maſſe cancereuſe, en augmentant l'in-flâmation & la ſuppuration de l'ulcère ; & dans le ſecond, dévélopper le cancer à la partie locale qui en feroit ménacée. Les tempéramens maigres, fecs & fuſceptibles de beaucoup d'irritation & de chaleur, doivent auſſi être très-circonſpects fur leur uſage ; de même que les perſonnes qui, ſoit par diſpoſition hé-réditaire, ſoit par une conſtitution particulière, ſont ménacées des coups de ſang, ou ayant quelques diſpo-ſitions aux affections ſoporeuſes ; les épileptiques fur-tout, dont la cauſe réſideroit dans le cerveau, ne peuvent fans danger, ou tout au moins fans une grande imprudence, qui rappelleroit infailliblement l'accès, s'expoſer à l'action de ces Eaux. La douche, agitant & portant le ſang à la tête, détermineroit infaillible-ment la maladie dans toutes ces différentes circons-tances. Enfin, il n'eſt pas moins dangéreux de vouloir uſer des Eaux, lorſqu'on eſt ſujet à des pertes, cra-chemens de ſang, ou à telle autre hémorragie : Ces Eaux, qui fouettent le ſang & en accélérent la circu-lation, pouſſeroient toujours plus ce liquide vers le lieu de moindre réſiſtance, & feroient par conſéquent très-peu propres à en diminuer l'écoulement. Au reſte,

---

rité, & ayant à peu près le même dégré de chaleur que les nôtres, mais qui en diffèrent pourtant rélativement à d'autres principes, produiſent cependant des effets admirables dans les vieux ulcères, calleux ou fiſtuleux, en les ramenant à l'état d'une ſimple ſolution de continuité : les Médécins & Chirur-giens, qui ſont expérimentés dans la méthode de diriger ces Eaux, les employent même ſouvent, outre la douche, en injections dans le traitement de tels ulcères. C'eſt au tems & à l'expérience à décider ſi les nôtres auroient la même efficacité en pareils cas.

c'eſt

c'eſt au Médécin ſage & prudent à s'informer exactement de tout ce qui a précédé dépuis longtems,
ſoit dans la façon de vivre, ſoit du climat où l'on a
vécu, ſoit des affections de l'eſprit & de celles qui
ſont héréditaires, ſoit des exercices qu'on a pratiqué:
en un mot, de tout ce qui peut concerner le malade,
pour découvrir, autant qu'il ſera poſſible, les vraies
ſources du mal, & y appliquer le remède avec autant
d'efficacité que d'aſſurance.

Pour ne rien omettre de ce qui peut contribuer au
ſoulagement des malades, je crois qu'il eſt encore
néceſſaire de détruire, rélativement à ces Eaux, un
préjugé entretenu par l'opinion de quelques Médécins,
& qui s'eſt en conſéquence emparé de l'eſprit du
Public : On craint, & on empéche même aux malades
d'aller aux Eaux en hyver ou au commencement du
printems, ſous prétexte, dit-on, qu'elles ne ſont pas
encore bonnes, & qu'elles ſont alors mêlées aux
eaux de pluie ou de neige. Cela eſt vrai juſqu'à un
certain point ; & l'on doit effectivement y avoir quelque égard : ce mélange affoiblit, ſans doute, les
principes qu'elles contiennent, & conſéquemment les
vertus qui en dérivent ; étendus dans une plus grande
quantité d'eau, qui d'ailleurs charie beaucoup de
parties hétérogènes, ils ne peuvent donc avoir une
action égale, ni auſſi forte, que celle qu'ils ont dans
le fort de l'été, ou dans un tems de grande féchéreſſe.
Mais lorſque la néceſſité l'exige, & que le cas eſt
preſſant, comme dans une paralyſie, un violent rhu-
matiſme ou autres ſemblables, ces Eaux ſeront toujours aſſez bonnes, auront encore de l'énergie, &
ſoulageront toujours, quoique plus lentement que dans

M

une autre faifon (g). Ce feroit donc une très-grande
faute de ne pas les confeiller dans ces tems, & de pro-
craftiner (h); furtout fi le danger eft imminent, ou les
douleurs aiguës; la vie & la fanté des malades,
dépendent fouvent de l'application avancée ou retar-
dée d'un remède approprié à leur état (i) : c'eft aux
Médécins à déraciner les fauffes opinions qui arrêtent
les progrès de l'Art, & s'oppofent au bien de l'humanité ; c'eft à eux feuls qu'il convient de détromper
le nombre des Raifonneurs fur une Science auffi difficile que vafte, & de déchirer le bandeau qui empéche
au vulgaire d'en appercevoir tous les rapports.

Comme l'Analyfe de ces Eaux n'a pas feulement été
faite pour diriger les malades qui font dans le cas
d'en ufer, mais encore pour découvrir & indiquer à
ceux de l'Art qui les confeillent, & qui peuvent
ne pas les connoître, les différentes fubftances qui
y font contenuës : Je crois, en finiffant, pour marcher avec plus de fûreté, & avec un plus grand
nombre de moyens au but ; c'eft-à-dire, à la guérifon des malades ; je crois, dis-je, être obligé de

---

(g) Je ne fais pas même fi les Eaux Thermales ne vau-
droient pas mieux en hyver qu'en été, fi ce n'étoit le mélange des eaux de neige ou de pluye. Il eft certain que leur
facilité à s'évaporer, étant d'ailleurs moindre dans un tems
froid que dans un tems chaud, leurs principes devroient être
en hyver plus abondans, bien plus concentrés, & agir avec
beaucoup plus de véhémence.

(h) Ab omni arte aliena eft procraftinatio, fed in Medicinâ
potiffimùm, in quâ præceps effe folet occafio. Hypp. præcept.

(i) Je puis affurer que fi dans le cas de ma Mère, j'euffe
voulu attendre le beau tems de l'année 1770, qui fut très-
pluvieufe, elle ne vivroit peut-être plus, ou du moins feroit
très-impotente.

faire obſerver qu'on pourroit encore multiplier les reſſources dont ces Eaux ſalutaires ſont ſuſceptibles, en propoſant certaines petites augmentations, qui déviendroient également avantageuſes aux malades & aux habitans.

CES reſſources conſiſteroient donc à pratiquer au deſſous du baſſin de chaque Source, trois autres baſſins, où l'Eau couleroit des uns aux autres : Dans le premier, c'eſt-à-dire, le plus voiſin de la Source, l'Eau y ſeroit au 36ᵉ. dégré du thermomètre de Mr. de Réaumur; dans le ſecond, au 34ᵉ. & dans le dernier, au 30ᵉ. Les moïens que l'on devroit employer pour donner à chacun de ces bains, les différens dégrés de température qu'on vient d'indiquer, ſont ſi aiſés à imaginer, que je croirois ſuperflu de les détailler. Cette graduation des trois bains, ſeroit d'un grand ſécours ſuivant la nature des maux : par exemple; on deſtineroit les plus chauds à baigner les paralytiques, ou les autres malades chez qui il y auroit un relâchement total, & où il ſeroit néceſſaire de faire éprouver au malade toute l'action des Eaux ; & les moins chauds, à être employés pour les malades atteints de douleurs rhumatiſmales, ou d'autres affections qui exigeroient des bains plus tempérés & une action moins forte : tous ces différens bains, accompagnés en même tems de toutes les commodités néceſſaires, ſeroient, à coup ſûr, infiniment plus efficaces que les bains de ces mêmes Eaux pris à la maiſon, & attireroient une plus grande affluence de malades à Aix, par le plus grand nombre de guériſons qui s'y opéreroient.

ON pourroit en outre conſtruire à côté des Sources (*k*), une Etuve pour former des bains de vapeurs: cette Etuve auroit à son sómmet une ouverture qui, communiquant avec l'air extérieur, donneroit la facilité de fermer ou non, à volonté, selon qu'il seroit besoin de renouveller l'air qui y circule, ou de modérer la chaleur du bain de vapeurs, que l'on gradueroit au 24ᵉ. 25ᵉ. ou 26ᵉ. dégré de chaleur, en bouchant plus ou moins cette ouverture, suivant les différens tempéramens & les différentes maladies. Il n'est pas douteux que cette espèce de remède si négligéé de nos jours, & dont les Anciens faisoient un si grand usage, deviendroit un secours salutaire, qui tiendroit le milieu entre la douche & les bains; & qu'eû égard à l'influence de l'insensible transpiration, tant dans les causes de nos maladies, que dans leur guérison, ce bain étant bien connu & bien administré, ne sauroit qu'être très-utile dans les traitemens de plusieurs maladies chroniques.

QUOIQUE j'aye proposé quelques conjectures sur certains objets, je les ai néanmoins hasardées sans prétention; & si mes idées m'ont quelquefois égaré, mon erreur n'en sera pas moins utile, quoique d'une façon négative, en ce qu'elle pourra servir à la découverte de la vérité : j'ai tâché, dans cet Ouvrage, de détailler la méthode & le régime que j'ai observé le meilleur dans l'usage des Eaux d'Aix; j'y ai adapté les principes de pratique dont je me suis en quelque façon nourri à l'Université de Turin, sous les *Somis*

_____

(*k*) J'ai déja dit ci-devant *à l'Article qui traite des différentes façons de prendre les Eaux*, quelque chose qui a rapport à l'idée plus rectifiée que je propose ici.

& les *Brouardi*, & pendant mon féjour à Paris, en fuivant les Cours des *Ferrein* & des *Petit*. J'ai cherché, il eſt vrai, dans cette Analyſe, à déviner le fécret de la nature, quant à la compoſition de ces Eaux ; j'ai employé, pour y parvenir, les moïens de la Chimie que j'ai crû les plus propres ; je me fuis étayé des élémens de cette Science, puiſés aux leçons des *Rouelle* & des *Macquer* ; mais je n'oſerois cependant pas encore me flater d'y avoir réuſſi complétement : Il n'appartient qu'à ces Maîtres de pénétrer de pareils myſtères, & aux *Monnet* & *Le Roy* de manier & ſe ſervir avec ſuccès des agens chimiques, pour découvrir juſqu'aux plus petits corps flottans dans ces Eaux. J'ai fait en forte que mon Ouvrage ne dévînt pas un objet de pure curioſité, en dirigeant mes vûës en même tems à la pratique de Médécine ; c'eſt-à-dire, à diminuer la ſomme de nos infirmités ; perſuadé que ce doit toujours être la perſpective du Médécin philoſophe. Si j'ai manqué mon coup, je n'en ferai pas ſurpris ; *vita brevis, ars longa, occaſio præceps, experientia fallax, judicium difficile* (*l*) ; la droiture de mes intentions me fervira du moins de ſatisfaction, & je ferai toujours amplement dédommagé, ſi, après avoir jetté un coup d'œil ſur mon travail, & ſuivi ce que j'y ai indiqué, il ſe trouvoit ſeulement un malade qui en reçût quelque ſoulagement à ſes maux.

(*l*) *Hypp. Aphor.* l. ſect. I.

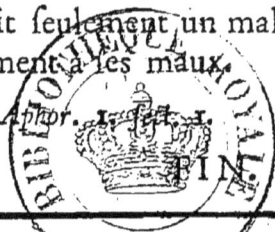

FIN.

TABLE
De l'Analyse des Eaux d'Aix.

Préface, Page I
Préliminaires, VI

PREMIERE PARTIE.

De l'Eau commune, 1
Article premier. *Des Eaux minérales en général*, 3
Article II. *Du lieu où sont situées les Eaux*, 8
Article III. *Des Expériences employées pour l'Analyse des Eaux des deux Sources*, 16
Article IV. *De la différence qu'il y a entre les Eaux des deux Sources, où l'on prouve qu'elle ne peut dépendre de l'Alun qui n'y existe pas*, 28
Article V. *Où l'on fait une description succinte des parties solides & fluides du corps humain*, 37
Article VI. *De l'action physique des Eaux Sulfureuses sur le corps humain*, 41

SECONDE PARTIE.

Des différentes façons de prendre les Eaux, 45
Article premier. *De la méthode qu'on doit suivre dans l'usage des Eaux*, 52
De la boisson des Eaux, 55
Des Bains, 58
De la Douche, 63
Article II. *Du Régime de vivre & des Choses non-naturelles*, 71
De l'Air, 72
Des Alimens solides & liquides, 77
Du Mouvement & du Repos, 88
De la Veille & du Sommeil, 93

Des Excrémens & des Récrémens ,   Page 96

Des Affections de l'Ame ,   103

TROISIEME PARTIE.   109

Article premier. *Des Maladies où les Eaux font
falutaires , prifes extérieurement ,*   110

Obfervation première. *D'un Rhumatifme à la tête,* 111

Obfervation 2ᵉ. *D'un Rhumatifme univerfel ,*   112

Obfervation 3ᵉ. *D'un Rhumatifme qui occupoit
une partie des mufcles de l'épine, les hanches &
les mufcles feffiers ,*   114

Obfervation 4ᵉ. *D'une Goutte , dont le fiége étoit
dans le talon , & particulièrement à l'attache du
tendon d'Achille ,*   116

Obfervation 5ᵉ. *D'une Goutte héréditaire , qui attaquoit les extrémités inférieures ,*   117

Obfervation 6ᵉ. *D'une Hémiplégie , qui s'annonça
d'abord par un fourmillement à la main droite ,*   121

Obfervation 7ᵉ. *D'une Paralyfie prefque univerfelle, à la fuite d'une attaque d'apoplexie ,*   125

Obfervation 8ᵉ. *Sur une autre Hémiplégie ,*   126

Obfervation 9ᵉ. *D'une Paralyfie à la fuite d'un
rhumatifme univerfel ,*   127

Obfervation 10ᵉ. *Sur les Accidens après une chûte
fur l'os de la cuiffe ,*   129

Obfervation 11ᵉ. *Sur les fuites d'une fracture &
luxation à la même jambe ,*   131

Obfervation 12ᵉ. *De roideurs & douleurs , enfuite
d'une contufion fur toute la longueur de la jambe,* 132

Obfervation 13ᵉ. *Sur une fracture de la rotule ,*   133

Obfervation 14ᵉ. *Sur une fracture de la jambe en
plufieurs pièces,*   135

Obfervation 15ᵉ. *D'un* Rachitis *, ou Nouage ,
guéri par la douche,*   137

Obſervation 16ᵉ. *D'une Surdité,* Page 138

Obſervation 17ᵉ. *Sur des Obſtructions ; ſuivie de trois autres Obſervations ; la* 1ᵉʳᵉ. *ſur la Stérilité ; la* 2ᵉ. *ſur une Hydropiſie aſcite ; & la* 3ᵉ. *ſur des Écrouelles ulcérées,* 139

Obſervation 18ᵉ. *Sur une Tumeur à la matrice,* 143

Obſervation 19ᵉ. *Sur une Affection ſpaſmodique,* 146

Obſervation 20ᵉ. *Sur une Affection hypocondriaque,* 148

Article II. *Des Maladies où les Eaux d'Aix ſont ſalutaires, priſes interieurement,* 150

Obſervation 21ᵉ. *D'un Vomiſſement de matières aigres, avec perte d'appétit,* 152

Obſervation 22ᵉ. *D'une Jauniſſe,* 154

Obſervation 23ᵉ. *Sur des Douleurs néphrétiques,* 156

Obſervation 24ᵉ. *Sur une Affection de la veſſie urinaire,* 158

Obſervation 25ᵉ. *D'une Affection cutanée,* ibid.

Obſervation 26ᵉ. *D'une Gale,* 160

Obſervation 27ᵉ. *Sur une Toux ſéche,* 162

Obſevation 28ᵉ. *Sur des Douleurs à la poitrine, accompagnées d'une toux fréquente,* 163

Obſervation 29ᵉ. *Sur des Tubercules au poûmon,* 164

Obſervation 30ᵉ. *D'un Aſthme ſec périodique,* 167

Article III. *Des Cas où les Eaux ſont nuiſibles & dangéreuſes, priſes ſoit à l'intérieur, ſoit à l'extérieur ; dans le courant duquel ſe trouve une Obſervation relativement à une maladie vénérienne,* 170

ERRATA.

Préface, *pag.* III. *lig.* 7, s'il n'y pas ; *liſez,* s'il n'y a pas.

Préliminaires, *pag.* X. *lig.* 12, médécinale ; *liſez,* médicinale.

Pag. 11, *lig.* 21, le Allobroges ; *liſez,* les Allobroges.

Pag. 15, *lig.* 17, du lieux ; *liſez,* du lieu.

Pag. 68, *lig.* 10, inférieur ; *liſez,* inférieure.

Pag. 146, *l.* 7 *de la note* (g), in moribus ; *liſez,* in maribus.

Pag. 171, *lig.* 14, couvenir ; *liſez* convenir ; *même pag. à la note* (c), *lig.* 8, on les voit ; *liſez,* on voit.

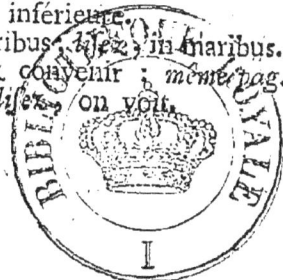

www.ingramcontent.com/pod-product-compliance
Lightning Source LLC
Chambersburg PA
CBHW071953090426
42740CB00011B/1922